杨文圣 著

两仪心理疗法

修订本

心理咨询的中国阐释

U0318468

上海三联书店

推荐序

清华大学　李　焰

在中国,心理学是舶来品,心理咨询学更是。随便翻开一本书,全都充满了西方心理学的各种思想与理论。在心理学全面西化的历史中,一些学者开始构建中国的心理咨询理论,钟友彬、李心天、杨德森、张亚林、鲁龙光、朱建军等前辈都曾提出过自己的理论,对心理咨询理论的本土化做过重要贡献。尽管不多,但是弥足珍贵!而今,杨文圣博士于二十年前就开始酝酿心理咨询的思想与理论,终于破土而出,开花结果。祝贺!

文圣博士的这本书全面呈现了一个中国本土心理咨询理论,一个很雅致的名字——两仪心理疗法。作者整合了中国传统文化和众多国际主流心理咨询理论,提出全新的心理咨询架构,蕴含一系列具体的、可操作的咨询策略和会谈技巧。他创造性提出心理咨询的方向为改变人心的力量对比,心理咨询基本原则是以退为进,以柔克刚;因势利导,阴消阳长。最后还以洞水为意象,阐释心理咨询犹如孙子兵法:兵无常势,水无常形,相机而动,随机应变。作者是在给大学生多年做心理咨询的实践中不断探索整合而出的理论,书中还呈现了丰富的案例以说明理论的实效。尽管两仪心理疗法的理论宏观磅礴,但是他于个案的工作中却展现了一份诗意和浪漫。

我与文圣博士是同行,他质朴、真实,有自己的思想,有学者的良知,不媚俗,难能可贵!我们在诸多同行会议中相识、相知而成为挚友。印象最深的是 2016 年 5 月在西安交通大学举办的中国心理卫生协会大学生心理咨询专业委员会第五届委员会第三次会议暨 2016 年全国高校心理健康教育高峰论坛上,文圣博士在分会上发言,介绍当时还称为"洞水疗法"的两仪心理疗法。讲者行云流水,陶醉其中;听者晕头转向,不明就里。我就希望他能系统全面接地气地呈现他思考和实践的结果。今天,他做到了。

所有的心理咨询理论都基于对人性的理解来阐释心理问题(苦恼、痛苦)怎么产生和怎么疗愈。尽管萨提亚理论强调人性中 98% 都是一样的,但是环境文化仍然在塑造人心理真实中起了重要的作用。后现代的心理咨询与治疗理论尤其强调文化对问题的建构,强调在人格塑造中文化系统的力量以及当个体把自我认同从文化的压制中解放出来的时候个体所获得的力量。希望在中国传统文化中崛起的两仪心理疗法对于中国民众心理世界更有解释力和疗愈力。

是为序。

李　焰

于 2019 年 1 月 25 日清华园

清华大学学生心理发展指导中心主任

中国心理卫生协会大学生心理咨询专业委员会主任委员

教育部普通高校心理健康教育专家指导委员会委员

中国心理学会临床心理学注册工作委员会第四届委员

中国心理学会注册督导师(D-12-004)

Preface

China has faced dramatic, rapid growth and social change in recent years; not surprisingly, psychological researchers have documented corresponding increases in mental health and counseling needs. Rates of depression, anxiety, addictions, and relationship problems have increased dramatically both for children and adults. Unfortunately, the growth of the profession of psychological counseling in China has not kept up with these trends. There is a compelling and urgent need for professionally trained counselors to address this gap. Chinese training programs and continuing education programs are available to individuals wanting to pursue the counseling profession or enhance their skills, but such training opportunities are limited in number. Furthermore, typically, they promote a Western framework of theory and practice.

However, scholars and counselors are increasingly questioning the appropriateness and the effectiveness of implementing Western models of counseling and psychotherapy in China. Many counseling professionals are drawn toward Western models and embrace them as important to developing the field of counseling in China. At the same time, many Chinese counselors find that Western models are not fully adequate for developing effective therapeutic relationships with many Chinese clients. In fact, often Chinese practitioners complain that Western models used without adaptation do not seem to be as effective with their clients as much as they hoped. For example, clients may be disappointed with a psychodynamic approach that is less supportive or active than they were expecting counseling to be. Similarly, other clients may find a strict cognitive behavioral approach to be too directive for establishing a trusting therapeutic relationship where they can honestly share their full concerns. When Western models are imported without adaptation to local cultural values and norms, they can fall short, and clients may not return. Certainly, there can be great value in adapting Wester models in China. However, indigenous models of counseling—models developed to speak directly to fundamental Chinese cultural values and philosophies—have not yet become commonplace among the arsenal of tools available to Chinese counseling professionals. This has made it difficult for Chinese counselors to know how to adapt Western models—there is little guidance on steps to take or techniques to follow. There is a glaringneed for resources that can strengthen the practice of counseling in China—specifically, there is a need for culturally informed counseling theories and effective techniques that are relevant to lives of Chinese clients.

This book is a major step forward in the development of a system of counseling and psychotherapy that integrates core aspects of Western theories into traditional Chinese philosophy and values. It is the product of over ten years of scholarly research, writing and reflection. One of its most valuable contributions is its innovative focus on translating traditional Chinese philosophy into the practice of professional counseling. Dr. Yang provides practical, detailed discussions of over 50 cases so that the reader can clearly understand how to translate theory into practice.

This one volume contains theoretical richness and practical guidance across a number of distinct and important aspects of individual counseling. It provides an important advancement in the development of Chinese indigenous counseling theory. Chapter 1 demonstrates a way to integrate Confucianism and Taoism with modern Humanism. Its focus is not on psychopathology or diagnoses, which is more typical of many Western perspectives. Instead, Dr. Yang deftly and crisply describes an overarching framework of counseling that can apply to all individuals dealing with life's difficulties, not just those suffering from extreme distress. He clearly outlines how counselors can help clients regain perspective through helping them rebalance Yin and Yang to regain a sense of authority and persistence. Chapter 2 expands on this theoretical model with detailed examples. Here, Dr. Yang calls attention to valuable principles of psychological counseling through the lens of traditional Chinese philosophy. For example, he thoughtfully describes how to implement traditional advice to "Act gentle in order to surmount hardness"as a method to help counselors manage challenges.

Chapter 3 is an especially creative and important contribution to the practice of psychological counseling. Dr. Yang details an innovative, six-dimensional model for structuring counseling interventions. He provides a detailed technique for both assessment and intervention that integrates multiple western and Chinese theories. Similarly innovative is the elaboration he provides in Chapter 4. Here he focuses on ways to conduct short-term counseling and psychotherapy through a method of dividing each client interview into four seasons, each calling for specific tasks to be completed. His creative framework is a masterful integration of the essential elements of asuccessful, brief therapy.

The final Chapter effectively pulls together many of the themes outlined in earlier chapters through a compelling, first-person account of a client who has been diagnosed with bipolar disorder. The clients comments are accompanied by Dr. Yang's comments for each session. This is compelling demonstration of the creativity and effectiveness of this ground breaking, integrative and holistic approach to psychological counseling.

Dr. Yang is an accomplished counselor and psychotherapist. This book demonstrates that, in his heart, he is also a philosopher and poet. In this book he takes us on an exciting and important journey. More importantly, he provides us with a critically needed textbook for improving the quality of psychological counseling in China.

Jeffrey P. Prince, Ph. D.

Fellow, American Psychological Association(APA)

Co-Editor, Counseling Psychologist

Executive Director, Counseling and Psychological Services

Director, International Institute for Student Counseling and Mental Health

University of California, Berkeley

目　录

前　言 ………………………………………………… 1

第一章　心理困扰的本质 …………………………… 1

1　人心中的主动性 ……………………………… 2

2　人心中的执著性 ……………………………… 5

   2.1　贪婪 …………………………………… 6

   2.2　怨恨 …………………………………… 7

   2.3　无知 …………………………………… 8

   2.4　傲慢 …………………………………… 9

   2.5　猜疑 …………………………………… 11

3　两种力量的关系 ……………………………… 12

   3.1　相互依存 ……………………………… 13

   3.2　对立制约 ……………………………… 14

   3.3　因时变化 ……………………………… 15

4　心理咨询的方向 ……………………………… 15

5 小结 …………………………………………… 18

第二章 心理咨询的原则…………………………… 21

1 以退为进,以柔克刚 ………………………… 22

1.1 真诚 …………………………………… 23

1.2 包容 …………………………………… 25

1.3 执后 …………………………………… 27

2 因势利导,阴消阳长 ………………………… 30

2.1 观势 …………………………………… 32

2.2 造势 …………………………………… 34

2.3 乘势 …………………………………… 37

3 小结 …………………………………………… 39

第三章 心理咨询的技术:六维结构模型 ………… 41

第一节 时间 ……………………………………… 42

1 过去 …………………………………………… 43

1.1 考察过去经历产生的消极影响 ………… 43

1.2 处理过去经历产生的消极影响 ………… 49

1.3 挖掘过去经历蕴含的丰富资源 ………… 55

2 将来 …………………………………………… 61

2.1 明晰当事人对未来所持的憧憬 ………… 61

2.2 发现当前与未来憧憬间的关联 ………… 63

2.3 明晰未来憧憬实现的时间规划 ………… 65

3 小结 …………………………………………… 68

第二节 行动 ································· 70

1 认知 ································· 70

1.1 帮助当事人明晰自我认识 ············· 71

1.2 帮助当事人评估自我认识 ············· 78

1.3 帮助当事人改进自我认识 ············· 79

2 行为 ································· 84

2.1 帮助当事人明晰行为方式 ············· 85

2.2 帮助当事人评估行为方式 ············· 88

2.3 帮助当事人改进行为方式 ············· 90

3 小结 ································· 96

第三节 参照 ································· 98

1 基点参照 ······························· 100

1.1 探讨基点参照的发展状况 ············· 100

1.2 正确对待基点参照的观点 ············· 102

1.3 管理与基点参照间的交流 ············· 104

2 目标参照 ······························· 106

2.1 选择确立合适的目标参照 ············· 107

2.2 考察目标参照的发展历程 ············· 109

2.3 借鉴目标参照的生活观念 ············· 111

3 小结 ································· 117

第四节 身体 ································· 119

1 安静 ································· 121

1.1 深呼吸 ····························· 121

1.2 正念训练 ··························· 123

　　1.3　写心冥想 ⋯⋯⋯⋯⋯⋯⋯⋯⋯⋯⋯⋯ *128*

　2　运动 ⋯⋯⋯⋯⋯⋯⋯⋯⋯⋯⋯⋯⋯⋯ *138*

　　2.1　体育健身 ⋯⋯⋯⋯⋯⋯⋯⋯⋯⋯⋯⋯ *138*

　　2.2　体力劳动 ⋯⋯⋯⋯⋯⋯⋯⋯⋯⋯⋯⋯ *140*

　　2.3　推拿按摩 ⋯⋯⋯⋯⋯⋯⋯⋯⋯⋯⋯⋯ *141*

　3　小结 ⋯⋯⋯⋯⋯⋯⋯⋯⋯⋯⋯⋯⋯⋯ *142*

第五节　同情 ⋯⋯⋯⋯⋯⋯⋯⋯⋯⋯⋯⋯⋯⋯ *144*

　1　对自我的同情 ⋯⋯⋯⋯⋯⋯⋯⋯⋯⋯⋯ *145*

　　1.1　直面事实真相 ⋯⋯⋯⋯⋯⋯⋯⋯⋯⋯ *145*

　　1.2　拒绝自我否定 ⋯⋯⋯⋯⋯⋯⋯⋯⋯⋯ *147*

　　1.3　坚持自我肯定 ⋯⋯⋯⋯⋯⋯⋯⋯⋯⋯ *152*

　2　对他人的同情 ⋯⋯⋯⋯⋯⋯⋯⋯⋯⋯⋯ *157*

　　2.1　感知他人 ⋯⋯⋯⋯⋯⋯⋯⋯⋯⋯⋯⋯ *158*

　　2.2　支持他人 ⋯⋯⋯⋯⋯⋯⋯⋯⋯⋯⋯⋯ *159*

　　2.3　尊重差异 ⋯⋯⋯⋯⋯⋯⋯⋯⋯⋯⋯⋯ *162*

　3　小结 ⋯⋯⋯⋯⋯⋯⋯⋯⋯⋯⋯⋯⋯⋯ *164*

第六节　利益 ⋯⋯⋯⋯⋯⋯⋯⋯⋯⋯⋯⋯⋯⋯ *166*

　1　舍弃 ⋯⋯⋯⋯⋯⋯⋯⋯⋯⋯⋯⋯⋯⋯ *167*

　　1.1　帮助当事人探索内心掩藏的眷恋 ⋯⋯⋯ *167*

　　1.2　帮助当事人转变对于利益的态度 ⋯⋯⋯ *170*

　　1.3　帮助当事人调整个人的行为方式 ⋯⋯⋯ *173*

　2　争取 ⋯⋯⋯⋯⋯⋯⋯⋯⋯⋯⋯⋯⋯⋯ *175*

　　2.1　帮助当事人探索内心掩藏的恐惧 ⋯⋯⋯ *176*

　　2.2　帮助当事人转变对待风险的态度 ⋯⋯⋯ *179*

　　2.3　帮助当事人调整个人的行为方式 ………… 184

　3　小结 ……………………………………… 186

第七节　六维结构总论 ……………………… 188

　1　同一维度两端的关系 …………………… 189

　2　不同维度之间的关系 …………………… 191

　3　周易的卦形符号系统 …………………… 192

　4　六维结构的咨询应用 …………………… 195

第四章　心理咨询的过程:四季模型 ………… 201

　1　咨询之春 ………………………………… 202

　　1.1　观察 ……………………………… 203

　　1.2　倾听 ……………………………… 208

　　1.3　锁定 ……………………………… 211

　2　咨询之夏 ………………………………… 216

　　2.1　调查 ……………………………… 216

　　2.2　探索 ……………………………… 218

　　2.3　启示 ……………………………… 224

　3　咨询之秋 ………………………………… 242

　　3.1　建议 ……………………………… 243

　　3.2　总结 ……………………………… 249

　　3.3　展望 ……………………………… 253

　4　咨询之冬 ………………………………… 256

　　4.1　分离 ……………………………… 256

　　4.2　评估 ……………………………… 258

4.3 提高 …………………………………… *261*

5 小结 ……………………………………… *263*

第五章 心理咨询的意象:涧水 ……………… *267*

第六章 一名双相情感障碍女生的咨询自述 …………… *275*

附录1 一例电脑游戏成瘾的心理咨询 ………………… *293*

附录2 一例抑郁症的心理咨询 ………………………… *299*

参考文献 …………………………………………………… *305*

前　言

　　在当今心理咨询的精神世界，活跃着很多的巨人。他们是弗洛伊德、荣格、阿德勒、罗杰斯、贝克、罗洛·梅、欧文·亚龙、麦克·怀特……我曾与他们神遇。在研读他们作品的时候，我感到欣喜，感到神迷。我被折服，有一种被吞噬的感觉，我只想追随他们而去。

　　理论丰满，现实骨感。当我去面对当事人的时候，却发现我驾驭不了自己的思想，我无力追随巨人。不过，我的咨询却取得很多成功，我很好地帮助了许多当事人，让他们欢笑。

　　毋庸讳言，我失败也很多，这时，可以解读为自己学艺不精。在当今中国的心理咨询文化中，这常意味着一个人需要锚定某位或者某些巨人，紧紧追随他们，在追随中，提升自己。

　　但是，还有一种解读，那就是这些理论方法本身的问题——它们不适合我。

　　我生于山村，家境贫寒，父母皆农民，我老小，上有两兄一姐。我小时体弱，很少劳动，很少接触书籍和音乐，但听过许多评书。我很少与人交往,常一个人漫步田间河边、无所事事。这些可能对我的个性和咨询风格产生了深远的影响。个性上,我内心倔强,为人随和,思维跳跃,不拘法度;咨询上,我简单直接,常想到什么就说什么,思维如野马,结构化、程式化的会谈与我无涉。

在那些巨人面前,我是我自己。我的当事人也和巨人的当事人迥异。巨人的思想为巨人的当事人而来,它们不为我而来,也不为我的当事人而来。我需要用自己的眼光去看世界,需要用自己的思考去帮助当事人。

我拒绝第一种解读,我选择第二种。

我希望开辟自己的道路,去帮助我的当事人。

二十年来,我不懈努力,我阅读、思考、咨询、写作。我在中外期刊和会议论文集上,以涧水疗法之名陆续发表十余篇论文,阐述我的思考。那些思考,常粗陋。但是,我想说,它们是真挚的。

时光荏苒,岁月如梭。二十年匆匆过去,现在呈现在你面前的即是我这些年的系统思考。

在其中,你会发现很多现代西方咨询心理学思想,如心理动力学、人本疗法、意义疗法、存在主义疗法、认知行为疗法、格式塔疗法、积极心理学和焦点解决等。但是,它们已经凝结为一个个"招式",形成了一个新的结构,从而拥有了新的生命。

在其中,你也会发现很多中国传统哲学思想,如儒家、道家、佛家和兵家思想等。两仪心理疗法的"两仪"更直接来自

《周易》的句子："易有太极,是生两仪"。两仪即阴阳。全书浸透着浓浓的阴阳思维,试图用阴阳这一范畴来统合心理咨询的方方面面。有的地方,我明确使用了阴阳概念,所以你会清晰看到它的身影;有的地方,我未明言,但你若细心,一定会闻到它的气息。

诸法平等,无有高下。

我等观中国传统文化和现代西方心理学理论,我根据自己的感悟萃取它们。

有些读者可能要问,本书是否准确地阐发了中国传统文化?关于此,司马迁在《史记》中说:"居今之世,志古之道,所以自镜也,未必尽同!"大意为,在今天的世界,研究古代的道理来解决现世的问题,不必要追求和古代的完全一致。心理咨询亦如是。心理咨询是一门现代的专业,在其中引入古老智慧的时候,我们完全不必考虑是否尽合古老智慧,只要它能解决咨询中的问题即可。

在书里,我列举了七十余个咨询案例片段和三个完整的个案,他们都是本人接待的个案。在其中,有三十五个个案是一次会谈即成功的。为了保护个人的隐私,我对所有的个案进行了处理。我要对他们表示衷心的感谢:你们塑造了我,没有你们,就没有现在的我。在此,我特别想对那些我没有帮助到的当事人表达我的歉意:我想帮助你们,但是很抱歉,我没有做到。

本书是第二版,相较第一版,内容和文字都做了很多的改动。这种改动突出表现在以下三点:1. 对行动维度和同情维度部分进行了大幅修改,补充了很多新的内容和观点,篇幅上增加了约 5000 字;2. 对四季模型进行了大刀阔斧式的修改,对内容进行了大幅调整,篇幅上亦增加了约 15000 字;3. 补充了十六个新的个案。这些改动使得文字更加顺畅,理论的阐述更加透彻,理论的操作性也更强了。我希望进步。

我感谢我的家人,我的历任领导和同事。长期以来,你们一起为我创造了宽松的工作、生活环境,让我可以思接千载,神游八荒。

我在此也感谢清华大学学生心理指导中心李焰教授和加州大学伯克利分校心理咨询中心主任 Jeffrey P. Prince 博士教授为本书倾情作序。你们的肯定于我是一份莫大的鼓励。谢谢你们!

最后,我感谢我的家乡安徽省霍山县,你赐予我灵魂;我感谢学习工作的地方上海,你赐予我技能。

第一章　心理困扰的本质

人生而追求幸福。

英国思想家欧文说："人类一切努力的目的在于获得幸福。"

我们常向往甜蜜的情感、健康的身体、优美的环境、可口的美味、辉煌的事业或充实的内心。我们相信它们就是幸福，我们追求它们。在这个世界，每一个人对幸福的定义是不同的，但是我们对幸福的期盼与追求却没有分别。

然而，人生不得意十之八九。生活中，人们常常遭遇失意，具体如工作不顺、生活贫困、情感危机、学业不佳、适应不良等，为此他们或郁郁寡欢、或沉沦萎靡、或焦躁不安、或孤独迷茫。他们想摆脱心理困扰，但没有成功，他们来寻求心理咨询的帮助。

可是，我们也可以看到一些人，他们遭遇了工作不顺、情绪不佳、情感危机、学习不佳、适应不良，但他们微笑着面对生活，他们没有心理的困扰。

为什么同样的境遇，有人有心理困扰，而有人没有？

中国人喜阴阳,遇到问题,常思考阴阳,试图从中找到问题的答案。《黄帝内经》云:阴阳者,天地之道也,万物之纲纪,变化之父母,生杀之本始,神明之府也,治病必求于本。大意为,阴阳是宇宙间的一般规律,是一切事物的纲纪,万物变化的起源,生长毁灭的根本,世间一切玄妙存乎其中。凡医治疾病,必须求得病情变化的根本,而道理不外乎阴阳二字。

那么,阴阳是什么呢?冯友兰先生指出:阳字本是指日光,阴字本是指没有日光。到后来,阴、阳发展成为指两种宇宙势力或原理,也就是阴阳之道。阳代表阳性、主动、热、明、干、刚等等,阴代表阴性、被动、冷、暗、湿、柔等等。阴阳二道互相作用,产生宇宙一切现象。

世间一切系统均含阴阳。这个世界由很多系统构成,如家庭、学校、医院、公司和政府等。任何一个系统里,都存在着阴阳两种基本的力量,它们之间相互作用,促进系统功能发挥,推动系统向前发展。例如,在婚姻关系里,丈夫和妻子就构成一对阴阳,它们相互合作、争斗,促成家庭功能的发挥,也推动着家庭的发展变化。

人心是这样吗?

人的心理困扰可以从中得到启发吗?

1　人心中的主动性

主动性系指人心中突破阻碍、发展自我的创生性力量,它突出表现在源自生命深处的、不自觉的创新上。人心的主动性是人心中的首要力量。关于此,梁漱溟说:"一切生物的生命原是生生不息,一个当下接续一个当下的;每一个当下都有主动性在。而这里所说人心的主动性,则又是其发展扩大炽然可见的。曰努力,曰争取,曰运用,总都是后力加于前力,新新不已。"

人心的主动性突出表现在源自生命深处的、不自觉的创新上。梁漱溟认为,生命本性就是无目的地、无止境地向上奋进,不断翻新。它既贯穿着漫长的生物进化史,一直到人类之出现;接着又是人类社会发展史一直发展到今天,还将发展去,继续奋进,继续翻新。人在思想上每有所开悟,都是一次翻新;人在志趣上每有所感发,都是一次向上。人生有所成就无不资于此。例如,一切文学艺术的上好作品——不拘是诗人的、画家的、或是其他的……总在其精彩,总在其出尘脱俗。需要指出的是,这创新不是出于有意求新。有意求新,是内里生命主动性不足的表现。主动性不是别的,它是生命所本有的生动、活泼和有力。

人心的主动性还表现为一份坚持与豪迈。人的主动性,就是人在与外部现实的斗争中,能够战胜外物而不是被外物掌控。被外物掌控,人心就不再是主动而是被动。但是外物的力量是强大的,控制外物的任务是艰巨的,这意味着人心常饱受挫折。人心的主动性这时就表现为一份坚持和豪迈。例如,在足球场上,前锋面对对方的球门一次次无功而返,但是屡败屡战,继续一次次尝试、一次次拼搏,直至终场哨声的吹起。而对方的球员,面对强敌,亦在战略上藐视敌人,战术上重视对手，坚定顽强地防守反击，不惧困难，努力争胜，尽展豪迈。

西方心理学家马斯洛也认为人心中有一种进步的力量。马斯洛指出，人有发展成更好的人的需要。所谓更好的人，就是最能应对生活挑战的人，实现自我价值的人。马斯洛认为，在人内部存在着一种向一定方向成长的趋势或需要，这个方向一般地可以概括为自我实现，或心理的健康成长。也就是说，人都有一种内部的压力，它裹挟着人奔向人格的统一和自发的表现，努力成为探索真理的，有创造力的，成长美好的人等。他们坚持向着越来越完美处前进，即向着大多数人愿意叫做美好的价值前进，向着安详、仁慈、英勇、正直、热爱、无私、善行前进。

罗杰斯发展了马斯洛的观点。罗杰斯说，人有自我实现的倾向，实现其潜在可能性的倾向。就这一倾向来说——那种要求扩展、延伸、发展、成熟的强烈欲望——那种展示和发挥有机体或自我能力的倾向。这种倾向可能被深深埋在心理防御的层层包裹之中；可能掩藏于否认其存在的精致面具之后；但它真真切切地存在于每一个个体身上，并等待着在适当的条件下予以释放和表现出来。当机体努力成为它自己，并与环境构建新的关系时，这一倾向才是创造的最主要动力。自我实现是一个过程。罗杰斯认为，我们每一个人都是一个变化之流，而不是一件完成的产品。换言之，我们每一个人都是一个流动的过程，而不是一个固定的静态的实体；是一条川流不息的变化之河，而不是一块固体的物质；是不断变化的群星灿烂的潜能,而不是简单的,一定数目的特征组合。

　　实际上,梁漱溟、马斯洛与罗杰斯阐述的是同一事物。物我问题是中国哲学的重要问题。中国文化中没有孤立的人,人总在与世界的对话中呈现、彰显和变化。梁漱溟正是从这个角度来观察事物,发现了人心中存在的努力摆脱外物的制约,实现自由和超越的力量,命之为"主动性"。西方文化重视个人的主体性,重视个人的独立。于是,马斯洛和罗杰斯从个人主体的成长发展的角度观察,发现了人在外在挑战面前的不断成长变化、成熟完善的现象,将其幕后的推动力命之为"自我实现"。换言之,人的自我实现过程就是人们一次次发挥个人主动性,克服外界的阻碍,取得一个个成就的过程。在这个过程中,个体本身发生变化,能力得到提高、人格得到升华,从而自我实现。在其中,如果没有主动性的发挥,自我实现根本无从谈起。

2　人心中的执著性

　　人心在主动性之外还有一种消极的力量。马斯洛认为人的内心有两种力,而不只是有一种力在拉个体。在一种把他向前推向健康的压力(人心的主动性力)之外,还有一种可怕的拉他倒退的力,使他生病和软弱的力。他还说:"向着完美人性和健康成长的倾向,并不是人身上唯一的倾向。我们在同样的人身上,也可以发现死的愿望、畏惧、防御和退化的倾向,等等。"

我们将这种消极力量称为执著性。执著性是人心中一种自我限制的力量，它导致人们自我封闭、自我重复和自我破坏。在执著中，个体沉溺于某种思维情感不能自拔，从而丧失了思维行动的开放性和灵活性，挤压了人心主动性生存的空间。关于执著，佛学进行了很多阐述，认为其有贪、嗔、痴、慢和疑五种基本的形态。下面谨整合佛学和现代西方思想，对执著进行新的阐释：

2.1 贪婪

贪婪是人类的本性，每个人内心深处都有贪婪的种子。在语言学上，贪婪也是非常古老的定义为"对食物或饮料的过度渴望，或是过度消耗：贪吃，渴求，饥渴"。接下来，便是一组紧密相连的有着强烈性意味的词语，如欲望、贪恋和纵欲等。后来，贪婪的含义从无意识的原始兽性逐渐变为一项更加自觉的、物质方面的罪恶：对财富或收益过度的渴求或向往、过多或贪求的欲望。再往后面，贪婪的概念向人的精神领域进一步延伸：人们对他人肯定的过度追求，对事务完美的过度追求，对内心平静的过度追求等，也被称为贪婪。

在佛学中，贪婪与匮乏紧密联系在一起。"匮乏"的特征就像饿鬼，有个大肚子和针孔般的小嘴，再怎么吃也满足不了的无尽需求（郑石岩，2004）。"匮乏"的时候，它总是说："只要能再多一点，就会使我快乐"——多一些关系，多一些工作，更舒服的坐姿，少一点噪音，较凉或较暖的温度，更多的钱，再多睡一会儿——"我就会满足"。匮乏的声音永远无法满足于此时此地的一切。

匮乏得到满足后会怎样？通常会产生更多的需求,会变得空虚和无聊。萧伯纳说:"人生有两种最大的失望,一个是得不到你想要的,另一个是得到你想要的。"这种不健全欲望的追求是无止境的,因为平静并非来自匮乏的满足,而是来自不满足的结束。匮乏被填补时,会有一刹那的满足感,但这并非源自知足的快乐,而是来自贪婪的暂停。

2.2 怨恨

怨恨是人类社会的普遍现象,生活中比比皆是。例如,一个大学生怨室友自私专横,一个员工怨老板不赏识,一个家庭主妇怨自己丈夫不够体贴,一个丈夫怨妻子不够温柔,一个妈妈怨孩子不听话,一个孩子怨母亲太啰嗦……

德国哲学家尼采认为怨恨是一种不能采取直接行动反应的人作为补偿而采取的"想象的报复"。而德国哲学家舍勒认为,怨恨是一种有明确的前因后果的心灵自我毒害。这种自我毒害有一种持久的心态,它是因强抑某种情感波动和情绪激动,使其不得发泄而产生的情态。

根据舍勒的思想,怨恨有两个主要来源。其一是报复感。报复感有两个本质特点:一是抑制隐忍,二是无能体验。当报复感转化成报复欲时,怨恨就容易出现,转化的契机在于受伤害者越是将伤害感受为命运,就越不可能产生改变现状的力量,就会在缺乏目标的生活中对当下生存状态发泄怨气。报复感便转化为怨恨。其二为嫉妒。舍勒认为,一切嫉妒,一切沽名钓誉都浸透着攀比——"当所渴望的价值不能获得,而我们又在这个方面非要跟人相比时,嫉妒就导致怨恨"。舍勒认为,世间最无力的嫉妒同时也是最可怕的嫉妒是"存在性嫉妒",那就是指向他人存在之本性的嫉妒。这种嫉妒,把别人的存在感受为自己的一种"压力"、"一种责难"乃至一种无法忍受的耻辱。

2.3　无知

无知意指人们不能正确认识自己或他人。生活要求我们对自己和他人都要有一定程度的把握。如果不能正确认识自己,我们常不知道自己的希望在哪里,要向何处去;如果不能正确地认识他人,我们常不知道如何和他们有效交流,实现我们的目标,进而给自己或他人带来伤害。生活,有时如战场。关于战场,孙子说:"知彼知己,百战不殆。"换言之,不知彼或不知己,人们可能就要遭遇失败。

然而认识自我或他人注定艰难,这意味着我们每个人必然存在着程度不同的无知。这是因为无论是自我还是他人,都是一个世界,都具有无限丰富的内涵,包含了一个人的历史、文化、情感、欲望、追求、能力、身份等。马斯洛说,如果我们要对真实的自我,人自身或说真正的人的最深、最真、最本质的各基本方面下定义的话,我们就会发现,由于它们过于广泛,我们不仅要囊括人的体质和气质,囊括解剖学、心理学、精神病学、内分泌学,囊括他的各种能力、生理上的特质以及他基本的内在固有的需要,而且还得囊括存在价值,这也是他自身的存在价值。这使得人们只能达到对于自我或他人的有限认识，而无法认识它的全部。换言之，我们对自我或他人，必然存在着某种无知。

对自我的认识和对他人的认识紧密相连。世界是一个统一的世界，对自我的认识和对他人的认识经常交织在一起——它们相互联系，相互影响。一方面，正确认识自己有助于人们正确认识他人。关于此，鬼谷子说："故知之始己，自知而后知人也。"缘此，人们对于他人的错误认识经常由于未能正确认识自己。生活中，"以小人之心，度君子之腹"说的就是这个道理。另一方面，正确认识他人也有助于人们正确认识自己。俗话说，不怕不识货，就怕货比货。我们关于自己的认识很多时候都是在和他人的比较中产生的。我们正确认识了他人，就会自动调整对于自我的认识。所以，宽阔的视野有助于我们正确认识自己，而狭小的视野常让自我认知发生偏差，使我们或妄自菲薄，或夜郎自大。

2.4　傲慢

傲慢意指人们在待人处事上以自我为中心，抬高自己的价值，忽视或贬低他人存在的价值。傲慢的时候，人们认为自己具有他人无可比拟的优越性，具体如显赫的出身、漂亮的容颜、巨额的财富、如天的权力、出众的才华以及高尚的品质等。因此，自己比他人更有存在的价值。别人应当钦佩自己，赞美自己，追随自己，依靠自己，向自己学习，为自己服务。甚至，上天都应该垂青自己，优待自己。而一旦自己的这些期望没有实现，他人或者命运没有如此对待自己，他们常心生怨恨，咒骂他人，咒骂世界。

傲慢很多时候表现得很明显，但有时表现得非常隐蔽。例如，有的大学生在某门功课上遭遇很大的困难，同学也很愿意帮助他们，但是他们不愿意去求助。他们期望完全依靠自己的力量去解决，结果事倍功半，精疲力竭，成绩很不如意。客观上看，这是他们对自己个人能力的迷信，是一种个人潜力的自负。其实，人皆有局限性，人不可能全知全能，所以我们生来就要依赖他人，就要他人的帮助。在《西游记》中，孙悟空在取经路上和众妖怪作战时，纵然会七十二般变化，也不停地去想各路神仙求助。孙悟空尚且如此，更何况作为普通人的我们。另外，他人在帮助我们的时候，他们也会感受到自己存在的价值，存在的意义。因此，当我们在有条件获得帮助的时候顽固地坚持自力更生，也是在拒绝他人价值的彰显，或者说是对他人存在价值的否定。从根本上说，这就是一种傲慢，一种看似优雅的傲慢。

傲慢深藏在我们每一个人的灵魂最深处。法国思想家加尔文说，在人与他人的关系中，自己下意识表现出的、无法克服的问题就是骄傲。人自己会下意识地认为自己比其他人要强，这是人骨子里无法抹去的。一个人就是在别人面前说话再谦虚，再有意识地把自己放低、放低再放低，但是心里面仍然认为自己比别人要强。傲慢作为人性的一部分，有此存在的坚强理由。从傲慢者的角度看，傲慢令傲慢者自信，感觉良好，使其可能更勇敢地面对生活的挑战，争取生存和生活所需要的资源,因此常拥有更大的存活机会和更多的发展机会。

2.5　猜疑

猜疑是指一个人凭借感觉与想象,而非事实,去确信某种局面的不利。猜疑的第一个要素是猜疑者的判断依据不充分,常常仅仅是一种感觉与想象,但是猜疑者确信无比。例如,一些人仅仅通过因为自己呼吸困难就坚定地认为自己正在乘坐的电梯要坠落;一些人仅仅因为一个同学一次在路上没有和自己打招呼,就坚定地认为对方不喜欢自己;一些人仅仅因为自己最近头昏就认为自己得了严重的脑部疾病……猜疑的第二个要素是局面不利。在当前形势下,自己有危险,将受伤害,具体如他人要抛弃自己,自己的考试完蛋了,自己得了严重的疾病……怎么办? 最好自己未雨绸缪、积极备战,或谨小慎微、严阵以待,或逃之夭夭、溜之大吉,或先发制人、玉石俱焚。

猜疑是人性的一部分。我们的生命常遇危险。与危险博弈、跳舞,是我们生命的一大主题。易经上说:"惧以终始,其要无咎"。大意为,在世间生活,我们需要时刻警惕,努力不犯错误。从另外一方面看,对于事物的判断,我们很难获得充分的信息,我们必然带有臆测的成分,赌博的成分。一个人对自己是否友好,电梯是否有故障,自己是否有疾病等等,很多时候就是谜一样的存在。有备无患——这个时候,把周围环境判定为危险,常更有利于自我保护。进化心理学证实了这一点;那些进化中的并不为下一顿饭操心,并不警惕树丛中的咆哮声来自何方、却坐在树旁快乐地欣赏日出的祖先,可能没有机会活到年老。活下来的是那些常忧虑、常猜疑的先祖(William B. Irvine,2009)。

以上分别讨论了执著的五种类型,但实际上五种类型是一个有机的整体,它们彼此间相互联系,相互包涵。

例如,生活中有一类人,他们非常热心,在任何朋友的聚会中都不自觉地过分付出,无暇享受。事后,他们很不舒服,他们不愿意自己这样,但无力改变。在这里,"热切地希望得到朋友的赞美"是一种贪婪,"事后常常不舒服"是一种怨恨,"不明白自己的内心需要"是一种无知,"觉得自己比他人有责任心"是一种傲慢,"害怕自己如果不付出就会被人看不起",这是一种猜疑。在这个简单的故事里,执著的五种类型皆具。

人心,并没有客观的观察者。同一个问题,不同的人看法自有不同。苏轼说:横看成岭侧成峰,远近高低各不同;不识庐山真面目,只缘身在此山中。五种执著本为一体,它们是同一事物在不同的角度呈现出的不同风貌。

3 两种力量的关系

人心的主动性和执著性同生于人心之中,构成一个有机系统。前面提到,世间所有的系统都含阴阳,人心亦如此。根据传统文化对于阴阳的区分,主动性为阳,因为它推动着人走向自由,走向创造,走向自我实现;而执著性为阴,因为它推动着人们走向被动,走向自我封闭,自我重复。它们同时存在,交互作用,共同建构人心,推动人心发展变化,并一起塑造了人们的多彩生活。具体地说,它们之间主要有以下关系:

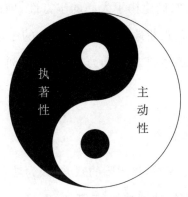

图 1.1 人的内心世界

3.1 相互依存

阴阳的相互依存系指阴和阳相互依赖,任何一方都以另一方作为自己存在的条件。比如,以位置言,上为阳,下为阴;左为阳,右为阴;外为阳,内为阴。任何有形的物体,有上就一定有下,有左就一定有右,有外就一定有内,二者互为存在的前提。老子说:"有无相生,难易相成,长短相形,高下相盈,音声相和,前后相随。"说的就是阴和阳的相互依存。

人心的阴阳亦如是。罗杰斯指出,人心中含有很多消极的力量,如敌意、贪欲、愤怒。但是除此之外,他还有关爱、温柔、体贴、合作的情感。除了懒惰或冷漠,他还有兴趣、激情、好奇的情感。除了恐惧,他还有勇气、冒险的情感。如果他能够以亲密、接纳的态度体验自己的这些复杂的情感,它们会在建设性的和谐之中发挥作用,而不会把他席卷到无法无天的邪恶道路上去。这意味着什么?这意味着人心中的主动性和执著性可以和谐共生。存在即合理。人的执著性自有存在的意义,它们建构了人心的丰富性,创造了世界的丰富性。如果人们武断地拒斥执著性,人的主动性也无从发挥。由此,人心失去生机和活力,而这世界,亦失去了丰富和精彩。

3.2 对立制约

阴阳的对立制约,指阴阳的双方,因为性质相反,所以相互对立,相互制约,此消彼长(王正山,2014)。《易经·系辞》"日往则月来,月往则日来","寒往则暑来,暑往则寒来"说的就是阴和阳的对立制约。

人心的阴阳亦如是。以贪婪为例,庄子有一个故事说,一个赌徒拿着瓦砾去赌时,几乎是逢赌必赢,而当他拿着万两黄金去赌时,却输得一败涂地。为什么?因为贪婪影响了他的创造性、判断力。如果该赌徒要增加取胜的机会,就需要放下胜负心,放下对财富的贪婪,而聚焦于赌博的过程,这样其创造力、判断力才可释放出来。许多条件不佳的人在婚恋中被骗就是这样:他们非常渴望得到一份爱情,于是渴望冲昏他们的头脑,无视骗子明显的破绽,受骗上当,追悔莫及。其实,他们在生活中其他事情上并非如此弱智,他们的无知只因他们的过分渴望。

3.3　因时变化

阴阳的因时变化,系指随着时间的推移,阴阳双方的力量对比必然发生变化,或阴渐占优,或阳渐转强。易经说:"无平不陂,无往不复",阴阳的力量对比时时在改变。例如,自然界从冬至春及夏,气候由寒逐渐变热,这是"阴消阳长"的过程;反之由夏至秋及冬,气候由热逐渐变寒,这是"阳消阴长"的过程。

人心的阴阳亦如是。我们每个人都有自己的闪亮时刻,那个时候,我们的主动性占据着绝对优势! 那个时候,我们充满斗志、充满激情、充满创意;那个时候,我们甚至体会到"天地与我并生,而万物与我为一"。同样,我们每个人亦有自己的黑暗时光,那个时候,我们的执著性占据着绝对优势! 那个时候,我们充满焦虑、恐惧、沮丧与茫然;那个时候,我们甚至感觉自己被这个世界抛弃。我们的人生常在此间摇摆,我们的心常在此间摇摆,而时光在此间溜走。

4　心理咨询的方向

当事人来咨询的时候,都是他们陷入心理困扰的时候。此时,他们心中感到困惑、困难、困扰。什么是困?《易经》有一卦专门说"困"(卦形见图)。对于"困",《易经》说:"困,刚掩也。"大意为,"困"就是阳的力量被阴的力量遮掩压制。前面我们对人心中的阴阳两种力量进行了阐释,即"阳"为人心

中的主动性，"阴"为人心中的执著性。这样，"刚掩"自指当
事人心中的主动性受到执著性压制。由于主动性由于受到
压制，当事人常感到内心压抑、烦闷，他们对外面世界的状况
和自己内在状态均感到不满意，他们想摆脱这种状况，他们
在努力。

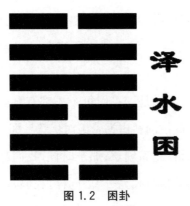

图 1.2 困卦

他们的努力显示着他们心中的主动性。主动性是心理
咨询的希望。只要生活继续，主动性就一直存在。在当事人
的困难时分，它们也一直存在，一直在暗暗发挥作用。当事
人来求助心理咨询更是其内心主动性存在的明证。因为当
事人不知道心理咨询能否帮助到他们，他们需要勇气！很多
人从没有做过心理咨询，心理咨询对于他们来说，不啻为一
种创意！

既然当事人的执著性和主动性的存在都有坚强的理由，
人的心理困扰只是执著性的力量超过主动性的力量而已，那
么心理咨询只需改变双方的力量对比，让人心的主动性占据
优势即可。事实也是如此。当事人的心理困扰一旦解除，他

们常会感到自己力量回归，活力增加，而这些正是主动性的表现。

改变双方的力量对比，咨询师有两种基本选择：其一，削弱当事人内心执著性的力量；其二，增强当事人内心主动性的力量。实践中，这两种途径都可以发挥作用。例如，一个同学为寝室关系困扰，前来心理咨询。这时，咨询师既通过帮助同学认识到他在人际相处中对同学的看不起（削弱当事人的傲慢），也可以通过给予温暖和支持，帮助其宣泄自己内心的委屈和恐惧，发现自己拥有的资源（激发当事人的主动性）来咨询。

咨询师选择任何一条路径都需要考虑阴阳的适度平衡。《易·系辞下》云："阴阳合德，而刚柔有体，以体天地之变，以通神明之德。"说的是人们做事的时候需要综合考虑阴阳两种力量才能取得成功。在心理咨询中，这意味着咨询师在主打削弱人的执著性的时候，适度考虑人的主动性，即注意倾听当事人，表达对他们的理解、尊重和欣赏，调动他们的主观能动性，坚决不唱独脚戏。咨询师要记住，当事人具有改变的智慧、勇气和意志。对当事人的智慧、勇气和意志的认识和确认，有助于当事人建立自我价值感和自信，承担起改变的责任。但是，在主打发挥当事人的主动性的时候，咨询师也需适度考虑削弱其执著性，即给当事人些许善意提醒、分析和忠告，而不是完全依靠当事人自身智慧的作用。这样，既有利于发挥主打方的最大功效，也更富有人情味，使得咨询的过程更加生动有趣。

最后，咨询师还需充分尊重当事人实际，把握好动作的尺度。在咨询实践中，每个咨询师都有自己的偏好：有人喜帮助当事人削弱其执著性，有人喜帮助当事人增强其主动性。这是咨询师的人性，也是咨询师的自由，故无可厚非。但是，咨询师不可以不顾当事人的情况，一意孤行，强制当事人降低甚至消灭某种执著，须知执著性是人性的一部分，当事人有权保留自己的执著。很多时候，消灭了一个人的执著性，就消灭了一个人的色彩。咨询师也不可以过分依赖当事人的主动性，在鼓励、支持中徒耗时光，须知每个人的主动性水平不同，当事人有获得点拨的需要，也有获得点拨的权利。

5 小结

人的内心存在两种基本的力量：主动性和执著性。其中，主动性属阳，而执著性属阴，二者相互依赖，相互对立，因时变化。当事人的心理困扰，就是因为人内心的主动性为执著性所覆盖，所笼罩，所遮掩。所以，心理咨询就是要改变二者的力量对比，让人心主动性占据优势。

在咨询路径选择上，咨询师既可着力于人心中阴的力量的削弱，也可以着力于阳的力量的发挥，或者将二者整合运用。咨询中，咨询师一定要重视对当事人的关心、理解和支持。当看到当事人思维的破绽与盲点的时候，咨询师可以轻触它们：如果它们有所松动，可加大触碰的强度，努力击溃它们；如果它们非常顽固，当展示包容——将其视为当事人有权拥有的一种执著，悄然走开，继续倾听支持或者找寻新的突破口。咨询师切不可试图彻底消灭人的执著性，赶尽杀绝，因为它和主动性相互依赖，根除它们，既不可能，也不必要。

　　《易经·系辞》上说，"易有太极，是生两仪"。大意为，世间一切事物都是一整体，都是一太极。同时，这个整体，这个太极，又是由相对的阴阳两个方面构成。只是对于不同的事物，阴阳属性的界定有所不同。在对心理咨询中问题的后续论述中，我们将一直贯彻这一思想——从阴阳两个方面来阐述心理咨询中的各类现象。缘此，我们将"两仪"提取出来，将本理论命名为两仪心理疗法。

第二章　心理咨询的原则

　　心理咨询的原则是心理咨询的基础。

　　孟子云："不以规矩,不能成方圆。"大意为,我们立身处世乃至治国安邦,都必须遵守一定的准则和法度。咨询亦如是。咨询中,如果我们不遵守原则,纵使听闻多少技术、策略,我们都不能有效地运用它们,都不能有效地帮助到当事人。有时,那些技术、策略甚至会变成毒药,给当事人以伤害。

　　心理咨询充满了挑战。我们知道,当事人陷入心理困扰的本质是其内心的主动性为其执著性压制,心理咨询需要帮助他们改变其内心世界的力量对比,让主动性占据优势。但是,当事人内心执著性的力量是非常强大的,它们不会轻易束手就擒。它们顽强地抗拒改变,这也是当事人通过自身的力量未能取得成功的原因。现在,咨询师来了,它们自不会闻风丧胆,作鸟兽散,它们必将继续展现力量。

　　在咨询师一方,他们也是凡人。他们有着自己的七情六欲,有着自身的执著性,它们阻碍着咨询师的主动性,干扰着咨询师的视线。咨询师无可逃遁地戴着有色的眼镜注视着这个世界，戴着镣铐跳舞。所有这些都注定了心理咨询的艰难。

心理咨询恰似在茫茫大海里航行，而心理咨询的原则似灯塔。船在大海航行，需要灯塔的指引，心理咨询也需要原则去引领。

1 以退为进，以柔克刚

"以退为进，以柔克刚"是一种道家思想。关于以退为进，老子说："用兵有言，'吾不敢为主而为客，不敢进寸而退尺'"。关于以柔克刚，老子说："天下莫柔弱于水，而攻坚强者莫之能先，以其无以易之也。柔之胜刚也，弱之胜强也，天下莫弗知也，而莫之能行也。"道家思想是一个有机整体。"以退为进，以柔克刚"亦是一个有机的整体，一起反映着道的特征：虚无、无为、柔弱和不争。

"以退为进，以柔克刚"作为一种古老的智慧，也可用在心理咨询上。在咨询中，咨询师处在一种被动的、柔弱的地位，因为当事人是心理咨询的发起者，他们启动了心理咨询，掌握着全部的信息，决定是否采纳咨询师的意见，决定是否在咨询中投入，决定是否让咨询继续，决定自己是否下次再来。"弱者，道之用"。咨询师的被动柔弱的地位正好为咨询师采取"以退为进，以柔克刚"的策略提供了现实条件。那么，在咨询中如何实施"以退为进，以柔克刚"呢？

1.1　真诚

真诚,意味咨询师真心希望能帮助到当事人,并在咨询中表里如一,做真实的自己,不以专家自居。中国传统文化,高度重视真诚。《中庸》说:"不诚无物","唯天下至诚,为能尽其性;能尽其性,则能尽人之性;能尽人之性,则能尽物之性;能尽物之性,则可以赞天地之化育;可以赞天地之化育,则可以与天地参矣。"心理咨询亦如此:没有真诚就没有真正的心理咨询,只有极真诚的咨询师才能充分发挥自己的本性;能充分发挥自己的本性,才能充分发挥当事人的本性;能充分发挥当事人的本性,才能调动所有的积极力量;能调动所有的积极力量,才能帮助当事人绽放生命的精彩;能帮助当事人绽放生命的精彩,才能令咨询师自己完成职业使命,成就无悔人生。

真诚的第一义是真心,与当事人同喜同悲。"真心"要求咨询师在咨询中一定要问自己一个问题:"我真的想帮助他(她)吗?"瑞典人说,快乐与人分享,快乐加倍;痛苦与人分担,痛苦减半。从当事人的角度说,咨询师的真心可以让当事人的快乐与痛苦都有了分享伙伴,从而快乐加倍,痛苦减半。真心还可以帮助当事人更信任咨询师,更投入心理咨询。当他们感觉到咨询师的真心帮助他们的时候,他们更愿意向咨询师坦露心扉,坦露自己的脆弱。这样,当事人可以更自在地宣泄情感,整理思绪,咨询师也可以得到更多有价值的信息,从而更有效地帮助当事人。这样,当咨询师提出个人观点的时候,当事人也更愿意去倾听、去理解、去相信。从咨询师的角度看,自己真心,就会竭尽所能地去观察和思考,从而更加敏感、智慧。否则,咨询师很容易在咨询中例行公事,忽视当事人的独特性,简单粗暴。从而,自己变为教师,咨询变成说教。若当事人反对,咨询则变成争辩。这样的咨询,效果自可预见。最后,真心帮助当事人更容易原谅咨询师的过失。咨询师本是寻常人,他们会在不经意中说出一些伤害当事人的话,会给当事人提一些愚蠢的建议。这些话语和建议给当事人以伤害,给咨询关系以破坏,但是咨询师的真心可以帮助当事人原谅咨询师,让他们觉得那是咨询师的无心之过,从而选择继续和咨询师同行。

真诚的第二义是真实,展现真实的自我。"真实"要求咨询师在咨询中一定要问自己一个问题:"我在装吗?"关于真实,Rogers(1973)指出,咨询师在咨询关系中的真实性是首要的因素。当咨询师最真实、最自然的时候也就是他最有效的时候。我们需要这种"训练有素的人性"。不同的咨询师以不同的方式取得相同的效果。对于急躁、言简意赅的咨询师来说,直接摊牌的方法最有效,因为通过这种方法,他能最大限度地敞开真实的自我。对于另一类咨询师而言,更温和、更亲切的方法最有效,因为该咨询师的真实自我就是如此。罗杰斯说,他本人的经验深深地印证并强化了他的观点,即在那一刻,能够坦诚地面对自我、竭尽所能做到最深层自我的个体才是有效的咨询师。咨询中,其他任何东西与做真实的自我相比都不值一提。

1.2　包容

包容，指咨询师悬置判断，无条件接纳当事人的所有表现。中国传统文化高度重视包容。《周易》云："地势坤，君子以厚德载物。"说的是君子当效法大地，去磨砺自己的德性，开阔自己的胸怀，包容接纳万物。《道德经》说："上德若谷"，大意为我们的心怀当如山谷，包容万物。为什么呢？《道德经》说："知常容，容乃公，公乃全，全乃天，天乃道，道乃久，没身不殆"，大意为智者是无所不包的，无所不包才能坦然公正，公正才能周全，周全才能符合天意，符合天意才能符合"道"的精神，符合道的精神才能长久。这样，人就终身都不会被危险吞噬。

咨询师的包容，西方用"无条件积极关注"来表达。Dave Mearns 和 Brian Thorne(2007)指出，无条件积极关注是以人为中心的咨询师对当事人所持的基本态度。持这种态度的咨询师非常重视当事人的个性，并且不会因为当事人的任何特殊行为而影响这种重视。这种态度体现在咨询师对当事人始终如一的接纳和持久的温暖中。Dave Mearns 和 Brian Thorne(2007)认为，当咨询师能够持这种接纳和非判断主义的态度时，那么治疗就更能够获得进展。在探索消极情感并进入自己焦虑和抑郁的核心时，当事人能够感到更安全。他也就更有可能诚实地面对自己，而不是带着时常出现的、对遭受拒绝或者责备的恐惧。此外，咨询师深刻的接纳经验也使他更有可能第一次感受到暂时的自我接纳。

包容在心理咨询里的意义非常丰富，但以下三点尤为重要：

其一，咨询中包容首先意味着咨询师尊重当事人的价值观和生活方式。古语云："同声相应，同气同求。"说的是彼此之间比较类似的容易相处与亲近。咨询师也不例外，但是包容要求咨询师抑制自己的个人喜好，尊重接纳不同的价值观和生活方式。因为，若不抑制，人们很容易歪曲事实真相，影响自己的判断，也容易引起当事人的对立情绪，所有这些都将给咨询带来不利。

其二，包容当事人展现的不足。上一章提到，当事人拥有保持个人执著性的天赋权利。但是，咨询师常常犯的错误就是自己不自觉地将注意力集中在帮助当事人改正某种不足上，而完全忘却当事人的态度。如果当事人拒不接受，拒不改变，一些咨询师便认为当事人"朽木不可雕也，粪土之墙不可圬也。"其实，当事人来咨询的目的是摆脱困扰，而不是来改正错误。人可以带着错误与不足生活。紧盯当事人的某个错误，暴露了咨询师的执著，暴露了咨询师的不足。西人说，对于一个手中只有榔头的人，他所看到的东西都是钉子。很多时候，咨询师之所以盯住当事人的某个不足不放手，那是因为他们所知太少。

最后，接纳当事人在咨询过程中的态度。咨询中，当事人常常表现出对于咨询师的不敬，而人都期待获得尊重和认可。咨询师是普通人，他们也希望获得当事人的尊重和认可。因此，面对当事人的不敬，一些咨询师感到恼火，并带着怒气咨询,咨询效果可想而知。孙子说的好:"主不可以怒而举军,将不可以愠而致战。"与此时矣,咨询师当包容当事人的态度,微笑着与当事人交谈。

1.3　执后

执后,意指咨询师尊重当事人的话语权,并将其置于优先地位。执后语出《淮南子·诠言训》。《淮南子·诠言训》云:"无为者,道之体也;执后者,道之容也。"意为无为是道的主体;执后是道的功用。"执后"思想也见于《道德经》,书中云:"我有三宝,持而保之:一曰慈,二曰俭,三曰不敢为天下先。"其中的"不敢为天下先",即为执后思想。

执后要求咨询师在与当事人观点冲突时要认真倾听当事人的声音。咨询中,咨询双方的观点不时会发生分歧。分歧之时,有时咨询师是对的,有时当事人是对的,有时双方都有合理的地方。面对此景,鬼谷子说:"离合有守,先从其志。"无论何种情况,咨询师都要搁置自己的见解,倾听理解当事人的见解。人都有被理解、被肯定、被尊重的需要。对于当事人来说,咨询师不将其见解强加给自己,而是搁置见解,理解消化自己的见解,是一种莫大的心理安慰。反之,咨询可能变成一场争辩。争辩中,当事人可能屈从,但是他们的内心不会屈服,他们只会觉得自己没有得到尊重,没有得到理解。他们将摒弃咨询师的意见。对于咨询师来说,倾听理解当事人的观点,若对方观点正确或有合理的地方,可以很好地纠正或丰富自己对当事人的理解,帮助发现问题的解决之道;若当事人观点错误,也可以帮助自己在后面抓住其漏洞,执其矛,攻其盾,击破当事人。

　　执后还要求咨询师在发表自己的观点时主动邀请当事人评论。俗语说,当局者迷,旁观者清。因为是旁观者,咨询师常比当事人更容易看清当事人的问题。但是,当咨询师表达出自己看法的时候,剧情立刻反转。此时,当事人成为了旁观者,他们比咨询师更容易看出咨询师观点的问题。因为他们有自己的智慧,他们有大量的信息没有透露给咨询师,咨询师的观点激活了这些信息,这使得他们比咨询师看到更多。他们的反馈将帮助咨询师纠正自己的错误,从而更有效地帮助当事人。同时,人都有被欣赏、被尊重的需要。咨询师主动邀请当事人评论自己的观点,当事人常觉得自己被尊重、被信任。而这将有助于吸引当事人更多地投入到心理咨询中,发挥个人潜能,实现咨询的突破。因此,咨询师在咨询中无论觉得自己对当事人的问题做了多么透彻精辟的分析,都需要倾听当事人对此的意见;无论咨询师自觉对当事人给出多么高明的建议,他们都需要邀请当事人的意见。

　　最重要的,咨询师要尊重当事人的选择,应许他们沉默或离开,而不是勉强他们表达或坚守。有的当事人不习惯自我表达,他们期望听咨询师说话。这个时候,咨询师切不可一味地倾听,而当事人被迫表达。咨询师这样做,貌似专业,实则错误,因为当事人倾听的权利被践踏了。这在一个咨询师同时面对多个当事人时(如一个大学生和他的父母亲、班主任一起来咨询)表现尤为明显。此时,我们常发现,多个当事人中的个别人不愿意说话。至于原因：有时是因为他们完全相信某个当事人（如妻子相信自己的丈夫），觉得自己无需多言；有时是因为他们在赌气，他们抗拒说话；有时是因为他们不相信心理咨询；有时是因为他们还没有准备好……这个时候，咨询师不可勉强他们开口，那样他们会感觉受到压迫。如若咨询师坚持己见，他们会排斥咨询师。这个时候，咨询师要尊重他们沉默的权利，告诉他们，他们可以保持沉默，但是若他们在听其他人交谈，有感觉、想插话，不要顾虑，大胆插话。还有一些时候，个别当事人看到咨询师和某位当事人相言甚欢，他们很欣慰，他们想让这种美好延续，他们想离开，他们怕打搅谈话。这个时候，咨询师亦无需追问，直接应许他们离开，然后邀请他们后面进来即可。有时个别当事人要离开，因为觉得自己没有需求或者自己感到不舒服。咨询师亦无须执意挽留，因为离开是他们的权利。

真诚、包容和执后是一个有机整体。在其中，真诚是主体，包容和执后是两翼。真诚给予包容和执后以方向，赋予包容和执后以活力，保证了它们的价值。没有真诚，包容和执后就失去了根基，失去灵魂，它们将变为敷衍。至于包容和执后，包容是执后实现的基础，执后是包容的内在要求。没有包容，执后的成果当事人不能吸收，自没有意义。没有执后，咨询师的包容少了很多的内容，自充满缺憾。再者，没有执后，咨询师的包容多虚伪。

真诚、包容和执后作为一个整体，一起守护着咨询关系，温暖当事人的心灵，激发当事人的智慧。真诚、包容和执后在当事人方面,它们表达着对当事人的尊重和信任,表达着对当事人的承诺。它们让当事人感觉被接纳,被尊重,激发他们自在地坦露自己的思想情感,展现自己的智慧与资源,为问题的解决创造条件。在咨询师方面,真诚、包容和执后,帮助他们克服自己的贪婪、怨恨、无知、傲慢和猜疑,聚焦当事人的福祉,激发自己的主动性,在其中迸发智慧、迸发力量。

2 因势利导,阴消阳长

"因势利导"取自司马迁在《史记》中讨论孙膑的用兵,云:"善战者,因势而利导之。"那么,什么是"势"?《孙子》云:"势,因利而制权也。"杜牧注"因利而制权"时说:"或因敌之害见我之利,或因敌之利见我之害,然后可制机权而取胜也。",大意为战场上的利害全由敌我的具体情况对比决定,兵家要运筹帷幄,以权变相机制宜,造成一种有利于我方的胜势,克敌制胜。简言之,因势利导要求兵家顺应事物的发展趋势,并善加利用,创造出理想的结果。

在咨询中,"势"同样重要。

在心理咨询中,"势"首先表现为当事人在咨询互动中展现出的叙事世界及其发展态势。在其中,我们可以发现当事人身上不时闪现有利于问题解决的积极力量和不利于问题解决的消极力量。前者如当事人有很好的人际关系,有健康的兴趣爱好,信仰某一社会主流宗教等,后者如当事人性格懦弱,人生观消极,学习能力不足等。从中国传统哲学看,有利于问题解决的积极力量属于"阳",不利于问题解决的消极力量属于"阴"。

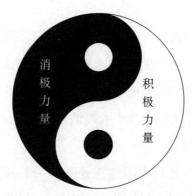

图 2.1 当事人的叙事世界

在心理咨询中,"势"还表现为当事人在咨询互动中的表现及其发展态势。在其中,有时当事人接纳咨询师;有时当事人排斥咨询师。显然,当事人接纳咨询师常意味着咨询推进顺利,而当事人拒绝咨询师常意味着咨询受阻。任何成功的咨询都包含这两部分。根据中国传统哲学,前者为阳,后者为阴。

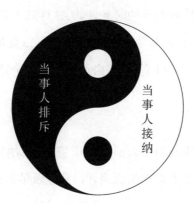

图 2.2 咨询互动的世界

当事人在叙事世界中的表现及其发展态势和其在咨询互动中的表现及其发展态势是一个有机整体,因为前者在后者的发展中展开。

因为"势"有两重含义,所以"因势利导,阴消阳长"亦有两重含义。在叙事世界里,它要求咨询师充分挖掘、发挥当事人积极力量的作用,抑制、削弱其消极力量的作用;在互动世界,它要求咨询师努力增加当事人接纳自己的时间,减少当事人排斥自己的时间。

需要指出的是,在周易思想看来,"一阴一阳谓之道","孤阳不生,独阴不长"。阴和阳是互相依赖、互相转化的。因此,完全排斥掉阴既不必要,也不可能。回到咨询上来,我们不必期待挖掘出发挥当事人的所有积极力量的作用,而完全排斥掉消极力量的作用。因为,这样既不必要,也不可能。人生本缺憾,积极力量的全部发挥和消极力量的全部消除是一种虚妄。而且,很多时候积极力量中含有我们未知的危险,消极力量也含有我们未发现的希望。同样的,我们也不必期待完全消灭当事人排斥咨询师的时光,因为这样既不必要也不可能。再则,当事人对咨询师一时的排斥可能可以促进下一阶段的接纳。生活中,"不打不相识"揭示的就是这个道理。

2.1 观势

观势就是审视当事人面临的形势,包括他们在叙事世界里和互动世界里所遇到的机遇和挑战以及他们在其中的思想和情感。

观势,首先要求咨询师共情。

共情是一个持续的过程,在其过程中咨询师悬置判断,换位思考,从当事人的角度出发,用心体会他们的思想情感,以致咨询师真切、强烈地体验到当事人的思想情感,就如同它们发生在咨询师自己身上一样。Dave Mearns 和 Brian Thorne (2007)指出,当共情理解出现时,咨询师表现出一种能力,他能够准确追寻并感受到当事人的情感和个人意义;他能够知道当事人设身处地的感受到底是怎样的,能够从当事人的角度感知世界。对许多当事人而言,以这种方式被理解是罕见的,甚至是独一无二的经验。当个体以这种方式获得了深层理解时,就难以保持长久的疏远和分离。共情理解使得孤独和疏远的个体重新找到了人类种族的归属感。共情通过关注当事人表面和潜在的感受,也使他提高对这些感受的认识。觉察到以前所否认的情感是当事人对其负责的第一步。此外,共情还将激励当事人对自己进行进一步的、更深入的探索(Tausch 等,1972)。换言之,当咨询师表现出自己理解了当事人当前的感受和想法时,当事人自然地向着打开更深层次的觉知前进。

咨询师也不可囿于共情之中。咨询师的价值也表现在他们与当事人视角的不同。共情可以让当事人感觉到被温暖、被理解,而视角的不同,可以令当事人得到启发。很多时候,当事人就是一叶障目,不见泰山。咨询师利用自己的视角稍加点拨,当事人即有茅塞顿开之感。

其次,观势要处理好叙事世界里和互动世界的关系。叙事世界和互动世界紧相连。西方心理咨询理论揭示当事人在咨询现场的互动表现经常反映了当事人在日常生活中的表现,例如当事人在咨询师面前紧张羞怯,在日常生活中亦如此。但是,亦有可能,由于当事人在咨询现场褪去所有的武装,尽展最真实的自我,尽展自己内心最脆弱的一面,所以他们在咨询现场的表现与其日常生活表现大相径庭。这就如醉酒时候人的表现和正常状态下的表现有所不同一样。因此,咨询师对于当事人在咨询互动中的表现与其在生活世界的表现之间的关系需要细细省察,不要妄下结论。

最后,观势要注意阴和阳的平衡。每个咨询师都有着不同个性,都有着不同的知识背景。这决定了他们的视角会不自觉地偏向于叙事世界的某一方面,如只关注问题解决的积极力量,或只关注问题解决的消极力量。这成就了他们,帮助他们在那个特定的视角精深,但也限制了他们,因为这世界广阔无边。因此,咨询师需要提醒自己另一面的存在,有意识地转移自己的视角,努力发现新的天地。这样,咨询师可以更深刻地理解当事人,在更广阔的天地里搜寻问题解决的方案。

2.2 造势

造势就是创造有利于问题解决的形势。观势的时候,咨询师经常会发现问题解决的机会不成熟,找不到问题的有效解决办法,这个时候就要造势。

在自然界中,造势很多时候就是制造落差,因为自然界里水的势能与水位落差紧紧联系在一起:落差越大,势能越大;

落差越小,势能越小。

心理咨询亦如此。

孔子说:"吾有知乎哉,无知也。有鄙夫问于我,空空如也,我叩其两端而竭焉。"大意为,孔子说:"我有知识吗? 其实我并没有知识。一个人来问我问题,我对他的问题本来一点儿也不了解,但我能通过对问题两端的叩问,去把问题搞清楚。"这说的就是对比。

咨询也可利用对比。在心理咨询中,邀请当事人对比自己过去与现在表现的不同;对比自己和他人面对相似情境时表现的不同;对比自己在独处时和在他人面前表现的不同;对比自己在熟人和陌生人面前表现的不同;对比自己的某种情绪情感何时特别强烈又在何时相对舒缓……对比可以帮助当事人走出个人思维的局限,发现问题解决的线索。在其中,反差越大越好,因为反差越大,震撼力越强,启发也就越大。

对比也表现在咨询现场的互动上。讨论不同的内容,当事人常有不同的反应。有人讨论到父母时很沮丧,但讨论到朋友时很开心;有人讨论到小学生活时很开心,讨论到高中生活时很沮丧;有人讨论到中学生活时很开心,讨论到大学生活时很沮丧;有人讨论到和一个异性相处时很放松,讨论到和另外一个异性相处时很严肃;有人讨论到文学时很兴奋,讨论到功课时很沮丧。所有这些都显示着问题解决的信息。

造势要求咨询师注意捕捉当事人的闪光点,并及时表达自己的欣赏。美国心理学家威廉·詹姆斯说:"人类最深的本性是渴望被欣赏。"心理咨询时分,当事人亦渴望被欣赏,但是他们常更多地关注自身的缺点而非优点。他们将自身的优点遗忘。他们对获得欣赏没有信心。这个时候,咨询师如果能注意、发现他们的闪光点,并表达真挚的欣赏,常令他们欣慰。在咨询陷入僵局的时候,表达对当事人的欣赏,甚至可以起到起死回生的效果。

例如,一名理工科女研究生在老师建议下来咨询。女生报告自己和寝室室友关系不好,和男友亦分手。在学习上,也很不顺,不喜欢自己的专业,想出国留学,但专业课程紧张使得自己出国准备时间很少。最近的一段时间,人很疲惫,睡眠不好,情绪很糟,经常哭泣。交流时,女生表现得非常偏执,咨询师每提及一个观点,她即反驳,这使得咨询陷入死局。后来,咨询师说她阳刚干练,思维敏捷,很像美国政治名人希拉里。女生变得很开心,说自己的偶像就是希拉里,自己正在准备国外的法学研究生硕士考试。然后,她的态度全变了,她告诉咨询师之前的执拗是怕咨询师批评自己,所以先发制人!

造势还要求咨询师多多了解当事人,多多尝试解决方法。机会总在尝试中出现,这就像打拳一样,你不出拳,永远不知道机会在哪里。你不可以期待一招制胜,那可遇不可求。打拳中,那些看似无效的招式实际上展示着它们的无用之用,因为它们消耗了对手的体力,引发了对手的破绽。心理咨询也一样,心理咨询中那些看似无用的探索,帮助咨询师更加充分地理解当事人,帮助当事人更加充分地表达自己的思想情感,帮助当事人见证咨询师的真诚,这就为问题的最终解决创造了条件。在这个意义上,咨询中所有的尝试,没有失败,只有反馈。

2.3　乘势

乘势就是因地制宜,顺势而为,用最小的力实现当事人的改变。当事人的叙事世界和咨询现场的互动世界都蕴含着大量的问题解决机会,但是我们需要抓住机会,踢好临门一脚,否则,再多的机会也枉然。

乘势要求及时。机会稍纵即逝,对待出现的机会当如扑兔的飞鹰一般果敢迅捷,此所谓"趁热打铁"。我们对于当事人的干预是在咨询现场互动的背景下干预当事人的叙事世界,而互动的形势时时在改变。例如,一位遭受凌辱的女生前来咨询,通过前期的很多工作,女生有很多的进步。过去的几次咨询,女生常泪流满面,并且把纸巾揉成一团。但是,最新一次,女生的眼泪少了,她把纸巾撕成纸条,放在手中摆弄。这些纸条在女生手中,恰似白色的小花。咨询师说:"你进步很多,你看你的泪水少了,你手中的纸巾如白色的小花,你挥舞着它,是在向过去告别。"女生笑了,后面的咨询充满欢快,虽然也有悲伤。此时,如果咨询师只是注意女生的小动作,而不点出来,咨询的进程可能会慢很多。

乘势还要求准确到位。这意味着咨询师要用语言准确概括出当事人展现出的规律,并在需要的时候提出与之相应的举措,让当事人信服。也就是说,要把道理和对策说白、讲透,这就像"沙里淘金"——虽然沙子里有金子,但是你必须把金子淘出来。否则,你手中还是只有沙子,没有金子。

例如,一位男生因为白癜风被女友抛弃,很沮丧,对感情不再有信心,但是还是渴望一份真感情。通过询问,男生告诉咨询师自己过去几段青涩美好的恋情。这时,咨询师和男生讨论了为什么白癜风没有妨碍这些女生的青睐,是自己身上的什么品质吸引了这些女生,为什么白癜风现在成为问题,为什么白癜风可能不是被女友抛弃的关键。这些讨论帮助男生重塑了对于感情的信心。如果只询问过去的成功经验,而不去分析其中的原因以及对今天问题的启发,这些成功经验就可能只是记忆里的一缕青烟,转瞬消逝在天际。

观势、造势和乘势是一个有机的整体。其中,观势是基础,它贯穿着心理咨询的始终,咨询师需要时刻关注当事人的表现,当事人透露出的信息。造势和乘势,前者是途径,后者是目的。但是,咨询是一个尝试错误的过程,它的推进从来不是线性的。因此,观势、造势和乘势也是一个交替进行、循环往复的过程。

观势、造势和乘势远非泾渭分明。

美国金融家索罗斯(2006)指出,我们对所处世界的理解天生就是不完美的,我们的思维影响着我们生活的世界。我们一方面试图弄明白自己的处境,这是认知功能;另一方面,我们又试图影响世界,这是参与功能。这两种功能相反,却又相互影响。认知功能旨在提高我们的理解,而参与功能则意在影响世界。它们交织在一起,相互影响。索罗斯将这种影响称为"反身性"。反身性不仅给参与者的世界观,还给它们面对的现实带来了不确定因素和不可预测性。

回到咨询中来,心理咨询的观势影响了势的发展,客观上即起到了造势甚至乘势的作用。例如,咨询师共情很好,当事人心获安慰,这就是一种积极的造势乃至乘势行为了;而咨询师共情差的时候,当事人失望沮丧,这是一种消极的造势行为。很多时候,当事人要的只是共情,因为共情足可激发他们的主动性,改变其内心世界的力量对比。

3 小结

心理咨询的原则是一个有机的整体。"以退为进,以柔克刚"与"因势利导,阴消阳长"是一枚硬币的两面,没有"以退为进,以柔克刚",咨询的关系难以保证,咨询双方的智慧难以发挥,咨询之胜势难以形成。没有"因势利导,阴消阳长","以退为进,以柔克刚"的价值难以发挥,问题解决方案难以落地。

咨询之道,从某种意义上说,就是"以退为进,以柔克刚。因势利导,阴消阳长"。古人说:"道也者,不可须臾离也;可离,非道也。"大意为,"道呀,它不能离开我的身心片刻;如果它可以离开,那就不是道了。"咨询之道亦如是。咨询之道不可以须臾离开的,若可离开,它即不成为咨询之道了。

咨询之道太容易离开,因为咨询师本是平凡人,他们有着自己的执著性。它们时刻窥伺着咨询师。它们常在不经意间溜出,破坏咨询之道,破坏咨询。对此,古人的做法是修身,所谓"自天子以至于庶人,一是皆以修身为本"。对于今人,修身常显奢华。怎么办？作为平凡人的咨询师,在工作中,唯有常学习,常警觉,常提醒。在其中,如履薄冰,如临深渊,去帮助自己镇守咨询之道,去救赎自己。

第三章　心理咨询的技术：
六维结构模型

技术是心理咨询中最绚烂的部分。

当事人来寻求帮助，很多时候他们就是奔着咨询师的技术而来。他们期望咨询师用一种神奇的技术帮助自己快速解脱。咨询师咨询中遇到困难，很多时候也同样期望自己能够拥有一种神奇的技术让自己得拯救。

的确，技术很重要。当事人的世界是无限丰富的世界。我们需要从特定的技术出发，去了解、去把握、去帮助我们的当事人。没有技术的谈话，很多时候就像无头苍蝇一样，四处乱撞，徒耗时光。其中，我们若在咨询中选择一项不恰当的技术，咨询可能费时费力，努力许久，也不见功效。而我们若在咨询中选择一项恰当的技术，那些看似复杂、长久的问题，也可能瞬变。从这个角度看，咨询就是技术的舞台。

心理咨询中的技术灿若繁星，难以穷尽，充满变化。这，给我们带来很大的麻烦，让我们迷茫。

在自然界，天上星星也看似繁多而没有规律。但是，天文学家用天文坐标系来对它们进行编码和定位。有了天文坐标系，我们会发现星星的分布是有规律的。

心理咨询的技术亦如是。

下面我们就来谈谈心理咨询技术的"天文坐标系"。

第一节　时　间

时间是我们生活的背景。我们均生活在时间的长河里，我们当下经历的困扰以及我们为摆脱困扰所做的努力，都不过是这条长河的浪花。在自然界里，要透彻地了解浪花，我们需要了解河流。生活也一样。当我们遇到困惑的时候，跳出当下，从时间的长河里去审视，可以帮助我们发现问题的答案。否则，我们可能给当事人以肤浅、蛮横的感觉。

时间的长河，根据其展开与否，可以分为过去和将来两部分。过去就是那些已经展开的岁月，包含当事人从出生到困扰出现之前经历的各种人和事；而将来就是那些尚未展开的岁月，包含他们关于将来的追求、憧憬、规划以及将要面临的各种考验等等。无论是过去和将来都裹着大量的故事、情感与梦想，蕴藏着无尽的宝藏，为我们所用。

1　过去

中国人讲："前事不忘，后事之师。"心理咨询可以从过去寻求帮助。当事人的过去包含了丰富的内容：他们的童年经历，他们的初恋，他们的中考，他们的高考，他们的第一份工作，他们的第一次校园住读……所有这些都可能对当事人产生深远的影响。通过了解它们，我们常可以更好地理解当事人，发现问题解决的线索。

1.1　考察过去经历产生的消极影响

过去常含伤害。这些伤害包括父母的责骂，恶人的欺凌，考试的失败，恋人的虐待或抛弃等等。对于很多当事人来说，过去的伤害和痛苦从来不曾离开，它们一直活在心里。他们当下的困扰只不过是过去伤害投下的阴影。但是，因为痛苦，他们有意无意地压抑在心里，以致有时候在意识的层面上完全将其忘记。

为了帮助他们摆脱困扰，心理咨询首先要做的就是考察他们的过去，让伤害暴露在阳光之下。很多时候，当我们和当事人一起深入地讨论那些伤害，我们和他们的内心均触动。有时，当事人会哭泣。谈话完成，他们常有恍然大悟的感觉。在此之后，他们改变。对此，弗洛伊德进行了解读。弗洛伊德指出，心理分析的治疗机制和原理是把病人无意识中的心理活动变为有意识的觉知，使他们知道症状背后的真意，就会使症状消失。所谓无意识中的心理活动,主要是幼年期性欲未能解决留下的症结(钟友彬,1988)。实际上,无意识中的心理活动何止这些,所有被压抑的过去伤害不都是吗?

在咨询实践中,我们看见最多的是缺憾的童年家庭环境带给当事人的消极影响。虽然时隔多年,当事人提起时候仍然情绪激昂,难以释怀。这些家庭环境常见有以下五种类型:

爱得太少

有时,当事人获得的爱太少。父(母)因为自身的性格、工作、夫妻感情等缘故,给他们的关爱很少。他们被教导"依赖可耻、独立光荣"。但是,渴望爱是每一个孩子的天性。于是,他们竭尽努力去争取父母的爱,幻想着有一天父母能够改变,然而奇迹一直没有发生。不知不觉中,他们在内心深处觉得自己没有价值,他人不可信赖,自己永远得不到真爱。长大以后,他们一方面内心仍然热切地期待爱,不由自主地放弃尊严和权利来迎合他人,来换取爱。他们害怕被拒绝,害怕被抛弃,害怕被背叛。他们常为得不到自己想要的而感到挫折,为被冷落而生气。在另外一方面,他们在心灵深处觉得自己不会得到真爱,也不配被爱,所以他们会怀疑到手的爱,有时先发制人,摧毁到手的爱。

爱得太多

有时,当事人获得的爱太多。他们报告,父母把心思全部扑在他们身上,遇到问题,父母总能出现在他们的身边。因为父母总在他们身边，他们的心似乎紧紧地连在一起，他们时刻感受着他们的喜怒哀乐。他们的肩膀上似乎有两个脑袋，一个是他们自己的，一个是父母的。但是，这种"幸福"也是不幸。

Laurie Ashner 和 Mitch Meyerson（1996）指出："父母无意间给予了太多，这样的经历剥夺了孩子们的效能感。如果童年时期，父母在我们身上倾注了太多的关注、金钱和时间，那么我们会失去一些非常基本的东西：一种效能感、自尊心，缺乏开始行动、坚持到底、自力更生的动力。如果你在童年总是听到自己有特权拥有很多东西，然而却没有人信任你，放手让你奋斗，那你就常会感觉需要依赖他人去满足自己。"

爱得苛刻

有时，当事人感觉到爱，但那种爱太苛刻。他们的父母给他们太高的期待，期待他们成绩绝伦，人格精纯。这让他们无论如何努力，无论取得怎样的成就，他们都无法收获成功的喜悦，无法肯定自己。他们觉得自己是个永远的失败者。例如，他们的成绩很好，但父母告诉他们"孩子，你不聪明，勤能补拙，你要想成绩好，唯有勤奋"。他们相信了。于是，他们虽然取的好成绩，但是他无法相信自己的能力，无法欣赏自己的成就。相反，他们认为自己的真实能力迟早有一天会暴露。为此，他们惊恐万分，寝食难安。有时，他们取得好成绩，但是父母告诉他们"你看张三比你分数高，你比他差远了"，于是他们无暇品味自己的成功，他们觉得自己失败了。有时，父母不是在成绩上要求冠绝，而是在品行上要求他们超拔。每当他们行为举止没有达到父母的期望,如说了脏话,父母便严厉地斥责他们,这让他们以为自己犯了天大的错,这让他们处处谨小慎微,唯恐越雷池半步。

爱得放纵

有时,当事人感觉到爱,但那种爱太放纵。他们的父母给予他们过分纵容和溺爱,他们拥有太多的自由,太少的约束。Jeffrey E. Young 等(2010)指出,这样的当事人因为缺乏限制,所以他们长大以后,常表现出自私、放任、无责任和自恋。他们常无法为了将来的利益,抑制自己的冲动或延迟满足。他们常有一种特权意识,认为自己比他人优越,所以不必遵守一般的人际交往规则,坚持认为自己可以不顾他人利益,做任何想做的事情。他们认为规则是为他人准备,自己不需要。然而,现实残酷。他们的行为游离在规则之外,即会受到规则的惩罚。这方面的一个典型例子是一些中学优秀的学生进入名牌大学之后,自觉聪明,上课不认真听课,下课不认真做作业,认为自己凭着聪明考前突击即可取得高分。但是,等待他们的是挂科。

爱得错位

有时,当事人感觉到浓烈的爱,但那种爱是错位的。他们的父母对他们怀着一份特别的情愫,下意识地将他们当作自己配偶的替身。其中最常见的是,一些女士和自己先生相处不好,于是与儿子相依为命,将所有的情感都投注给儿子身上，向儿子诉说自己内心的委屈，从儿子处索取温暖和安慰。而儿子则勇挑重担，努力为母亲分忧解难，挡风遮雨，甚至婚后多年仍然常和母亲同床共枕、相拥而卧。在这里，儿子俨然成为了母亲的丈夫，而母亲成为了儿子的妻子。长大以后，他们在和异性交往，尤其在亲密关系里常产生角色错位：他们唯母亲马首是瞻，过于在乎母亲的意见，将母亲的诉求置于绝对优先的地位，让女友或者妻子感觉不被尊重，被忽视，被冷落。

对于童年家庭环境对一个人心理的影响，很多学者都对此进行了阐释。这些阐释有助于我们理解这种影响。但是，我们切不可迷信这些阐释，切不可把问题简单化。我们需要牢记，每一个家庭都是不同的，不同当事人的父母关系模式常常不同，父母二人对他们的态度也不同，有时祖父母也参与了进来，这更增加了家庭环境的复杂性。此外，每个人的感受性、认知偏好和行为偏好也是不同的：不是每一个备受打击的人都怀疑自己的能力，有人可能变得更加坚强；不是每一个遭受虐待的人，都怨恨他人，他可能变得充满悲悯；不是每一个受到溺爱的人都自以为是，他可能宽容大度……所有这些都要求我们认真倾听当事人，依靠当事人，相信当事人，只有这样才能挖掘出当事人的真实情感。否则，我们将犯下按图索骥的错误。

对于童年家庭环境对人心理影响的探索要适可而止。当事人的童年故事无限丰富。我们要做的只是透过童年使得当事人的荒诞认知、情感和行为可以解释即可。在其中，有些关键事件尽管可能对当事人的现在具有重大影响,但由于年代久远,他们可能完全记不得了。这个时候,强行要求当事人回忆他们,既不现实也不必要。中国心理治疗的先驱钟友彬先生(1988)也主张,询问病人的生活史和容易记起的有关经历,但不要求勉强回忆"不记事年龄"时期的经历。

我们在考察当事人的过去对心理的影响时要思维开阔。虽然人的童年家庭环境会对人的成长很突出,但诸时平等。学校里同学的欺凌,老师的苛责,恋人的背叛,考试的失败等都可能严重影响当事人的心灵。它们常常剥夺当事人的正常需要,侵犯当事人的正当权利,践踏当事人的尊严,打击当事人的自信。每一个过去,都可能对当事人产生重大的影响,考察它们都具有意义,所不同的是对不同的当事人需要考察不同的过去罢了。

最后一点,当事人对于过去的回忆可能并不真实,可能只是一种杜撰。记忆的本质是一种重构。我们的大脑并不像录像机一样精确记录过去,而是记录一些画面、一些话语、一些情节。当我们试图回忆过去的时候,我们只不过将这些片段和碎片提取,然后用想象将缺失的部分填充起来。这样,客观的事实和主观的想象结合起来,形成一个个栩栩如生的故事。在这些故事里,有真也有假。

例如,一名大学一年级女生,情绪抑郁,胆小怯懦,说自己不想做人,想做甲壳虫,在地下生活。她也不想谈男朋友,但希望有一个小孩。咨询师问小孩从哪里来,女生说想去偷一个。咨询师非常好奇,询问她的童年经历以及梦境。多次交流以后,女生透露自己曾经被叔叔和邻居多次凌辱。自己经常在梦中被面孔模糊的人举起。于是,咨询师将女生当前的心理状态解读为她童年的这段经历所致。解读之后,女生的情绪好转,学业表现也好起来,咨询也就此结束。三年以后,女生又来咨询。这一次,女生报告自己谈了男朋友,并有了性的接触。她发现自己是处女,这意味着她过去根本没有被凌辱过,过去的凌辱经历纯粹是个人的想象。在这个个案的开始部分,咨询师通过分析讨论当事人的过去很好地帮助了当事人,如果当事人三年后不再次求助,咨询师会一直相信她所说的故事。

虽然当事人对于过去的回忆可能并不真实,但这无碍其应用。老子说:"信者吾信之,不信者吾亦信之,恒信。"我们可以相信当事人过去的任何回忆,只要它们可以帮助当事人解除困扰即可。对于过去的回忆只是一种咨询工具,一种咨询手段。这就如我们看电影,电影里面的情侣相爱、飞机爆炸等镜头都是虚拟,但只要逼真,只要传神,我们即可相信,即可愉悦。心理咨询的目标是帮助当事人走出心理困扰,而不是去发现真实。我们无需执著于他们故事的真实性。

1.2　处理过去经历产生的消极影响

对于有些当事人,帮助其明晰过去对自己的影响,明白自己困扰的某种合理性,内心即得安慰。但是,对于很多当事人来说,这是不够的,因为内心的情感还在那里,行为的习惯还在那里。这时,就需要帮助他们消除过去的影响。唯此,他们的困扰方得解除。

具体方法如下：

帮助当事人处理情绪情感

当事人的不幸经常催生出很多的情绪情感。这些情感根据对象的不同，可以分为两类，一类为面向自己，如讨厌自己，不相信自己；一类为面向外界，如害怕外面的世界，害怕外面的变化等。对自我的情绪情感和对外界的情绪情感常常交织在一起。例如，一个家庭欠温暖的女生，一方面怨恨母亲，觉得母亲没有尊重自己，肯定自己，影响了自己的发展，导致自己不快乐，一方面不喜欢自己，认为自己能力差，没有魅力，没有未来，想以某种方式结束自己的生命。

我们在弄清这些情绪后，这些情绪常会缓解，甚至消失。但是有时候这些情绪并不自行消失，这就要求咨询师着力处理它们。

处理情绪情感的一项常见技术是空椅子技术，即鼓励当事人运用想象回到过去，去为自己申辩，表达自己对曾经的"他"或"她"的情感，去说当时想说但未能说出的话，抒发内心的委屈，宣泄心中的不满。例如，受到情感虐待的人大声地向父母诉说抗议。例如，"你们不应该这样待我"，"住手！"，"你考虑过我内心的感受吗"，"你知道我是多么痛苦吗"，"我没有过错"，"我不是故意的"，"我已经尽力了"等等。有时候，也可以大声对他人说："我伤害你了"，"对不起"，"请原谅我"……一些当事人因为性格、习惯等原因，不习惯用语言来表达自己内心的感受。这个时候，咨询师可以当事人的口吻大声说出这些感受，然后请当事人跟着咨询师说。

例如，一名男研究生，感觉人际交往障碍，前来咨询。他的突出表现是，在和人说话的时候很紧张，不敢目光交流，声音小，语速快。究其原因，男生的父亲幼年丧父丧母，受尽他人的欺凌，性格暴躁，经常打骂男生和男生的哥哥。这导致男生和父亲说话非常紧张，害怕说错，害怕因此受到责骂。在第一次咨询中，咨询师使用了空椅子技术，即想象父亲坐在对面的空椅子上，和父亲说话。男生依然不敢面对父亲说话。咨询师便请男生举起右手，跟着咨询师高呼："犯错是一种权利！"三次之后，男生很振奋，说话时开始和咨询师有了目光交流，语速也慢了下来，但是声音还是较小。在第二次咨询中，咨询师着重指出男生讲话的音量问题，强调了大声的重要性。后面，咨询师请同学先举起左手，跟着咨询师高呼："大声是一种义务！"，再举起右手跟着咨询师高呼："犯错是一种权利！"三次之后，男生很兴奋。在咨询随后的交流中，男生的声音一直较大。男生改变。

这种情绪处理可以用空椅子技术来进行，也可以通过其他方式进行。例如，给人写信来实现，即按照当时自己的语气写信给他人，表达情感（春口德雄，1987）。与空椅子技术相比，当事人写信表达更加自由，因为没有直面的压力。如果条件允许，当事人甚至可以和故人电话、视频甚至面谈，诉说自己内心的委屈、愤懑、不满和遗憾等。显然，这种技术需要当事人具有更大的勇气。

心理咨询也可以协助当事人表达自我的安慰。自我安慰就是当事人向自己表达关心与爱护。如果说自我申辩是说出当时想说而没有说出的话，那么自我安慰就是说出当时自己想听但没有听到的话。通常人在受伤的时候向往安慰，如果缺失安慰，便会心寒孤单。心理咨询可以帮助当事人通过冥想回到过去的时光。在想象中，理想的慈父慈母等充满爱心的人出现，他们用言语，用身体，用行动保护我们，安慰我们，温暖我们。在我们受到苛责的时候，对我们说"孩子，这不是你的错"，"母亲的要求太过分了"，"你不需要这样对待自己"等。有时，我们也可以直接安慰自己："一切都已经过去"，"今天的自己拥有更加强大的力量。""过去的悲剧不会再重演"，"一切都还来得及"等。

帮助当事人改变自己的认知

过去的经历也同意深刻地影响当事人的认知。因为过去，当事人的心中常有很多明显妨碍个人发展的信念。这些信念多种多样，不同的当事人常拥有不同的信念。但是以下的信念非常典型："我必须在我所做的一切事情上成功"；"如果你对别人好，那么别人也应该对你好"；"除非有别人的帮助，我才能料理我的生活"；"我是个无用的人"。虽然这些信念很偏颇，但很多当事人带着它仍然可以带着它们很好地生活。但是在人生的某个时候，这些信念严重地妨碍当事人，直令他们无法获得成功，或者无法获得他们内心的渴望（David Westbrook，2007）。

　　心理咨询在弄清这些信念产生的背景之后,这些信念常松动。但是很多时候,它们并不会自然消失,这就需要我们和当事人摆事实、讲道理,揭示出这些信念的荒谬,进而帮助他们放下这些信念。这里的关键是帮助当事人明白自己当前处境和过去处境的不同:虽然自己现在的交往对象和过去故事里的人物具有某种相似性,但有着本质的不同,即他们通常不会像过去人物一样看待自己、对待自己。再者,即使他们像过去人物一样对待自己,但是自己的能力已然变化,自己完全可以做出不同的反应来保护自己,发展自己。

　　例如,一位女生天资聪颖,读书勤奋,意志顽强,经过努力成功进入某名牌大学。但是进入大学后,看任何书都感觉"脑袋里有什么东西挡着",很累,各门功课多只是及格,绝少优秀。和老师讨论下来,同学说害怕成绩好了以后,别人期望高了,自己达不到,然后让人失望。再深究一下,女生的父亲及其祖父母重男轻女,父亲常在女生面前表达女生不是儿子的遗憾,说女生不聪明等;而女生母亲很好强,期望女生能够不断更高、更快、更强,证明"谁说女子不如男"。答案至此明了,但是当事人的状况并无改变。在后续的咨询里,咨询师指出三点:(1)自己对成功具有深深的恐惧。这在过去是合理的,但现在自己已经长大,当别人的期望自己无法满足时,自己可以拒绝。(2)自己不努力肯定不成功,让别人失望的概率为100%。努力了,可能成功,也可能失败,这样让别人失望的概率为50%;(3)长期的压抑和母亲的紧逼已经锻炼了女生非凡的承受力。成功后,即使他人期望加码造成自己无法胜任,从而引起他们对自己的失望,自己也能扛得住。女生完全接纳了咨询师的意见,情况开始改变,读书变得轻松起来。在这个个案里,如果没有咨询师后面的认知纠正,当事人纵使意识到自己的现在是由童年经历引起,但是咨询还是失败的,因为她的生活没有实质性的改变。

帮助当事人整理不幸中的收获

帮助当事人整理不幸中的收获也可以帮助他们走出过去的情感。道德经说:"祸兮,福之所倚;福兮,祸之所伏。"很多单亲家庭的孩子,虽然没有得到父爱或母爱,生活艰辛,但是这也铸就了他们的独立坚强;很多被父母歧视的孩子,虽然没有得到应有的关爱,但是非常要强上进;很多身体弱小,受欺凌的孩子,细腻敏感。对于在温室中长大的孩子。他们同样收获良多。人生从来都是过程,既有欢笑,也有悲伤。温室中长大的孩子比其他更早地体会到欢乐。不错,他们在性格上可能会有不足。但是,他们优越的成长环境也赋予他们很多好的品质。他们常自信,常勇敢,常大度。咨询中,帮助当事人整理收获,可让他们得安慰。

例如,一位男研究生,自己 2 岁的时候,有了一个弟弟。弟弟出生没多久,父亲就不辞而别,离开了家庭和别的女人一起。母亲含辛茹苦把男生拉扯大,男生认真学习、并照顾弟弟。男生大学毕业考上某名牌大学的最热门专业研究生,前程大好。父亲突然出现,他已经重新建立了家庭,并有了孩子。但是,他非常为男生骄傲,怪罪男生不尊重自己。喝酒以后，还带其他朋友来家里，说："我死以后，灵位一定要你去捧，其他孩子我都不要。"男生很气愤，觉得父亲不配，但是自己和弟弟读大学均需要父亲经济的资助，没有资助根本完成不了学业，所以不得不和父亲交往联络。老师听完以后，对男生的遭遇表示同情，但是老师说到道家祸福相依的思想，询问同学在自己的经历中学到什么。同学想了想说，因为父亲不在身边而母亲很忙，所以比同龄人独立；因为要照顾弟弟所以比同龄人有责任心；因为生活艰难，所以比同龄人更有毅力。如果，父亲陪着自己，自己可能就不会这样。咨询师很欣赏男生的观点，说他的品质是苦难赠送的礼物。谈至此，同学对父亲的怨恨减少很多，因为心理得到了平衡。

1.3　挖掘过去经历蕴含的丰富资源

当事人摆脱困扰的过程实际上是一场战争。在很多时候，单单理解当事人是不够的，他们还需要咨询师帮助自己赢得战争的胜利。而任何一场战争的胜利，都需要作战方充分了解并运用自己掌握的资源。在当事人战胜自我的战争里，同样如此。所幸的是，当事人的过去里不仅含有解开当前困惑的答案，还拥有赢得战争胜利的资源。作为一名咨询师，有义务去帮助当事人发现这些资源。那么，当事人的过去里含有哪些战争胜利所需的资源呢？

过去的经验教训

当事人在困扰时分，常常找不到问题解决的办法。但是，太阳底下无新事——当事人当下的困扰经常只是过去困扰的重演。过去的困扰,当事人已走出,当事人将自己如何走出的方法亦遗忘。这个时候,挖掘出曾经的方法常让当事人受益。后现代心理咨询家强烈推荐心理咨询挖掘出过去的成功经验,常问:"你过去有过同样的困难吗?(如果答案是肯定的)你当时是怎么解决的?你要怎么做才能达到同样的结果?"等问题,是希望用过去成功的方法解决当下的困难。许多人误以为如果他们使用同一种方法,让问题解决,如果问题再度发生,那么原先的解决方案即是无效。事实并非如此,很多时候,一旦方法生效,许多人就会松懈,又回头用过去无效方法来处理同一种状况;有些人或许因为忙碌而忘记过去成功的方法,一不小心问题又冒出来了。发生这种情况时,他们只需记起过去的方法,再照做就好(O'Hanlon 和 B. M. W. Davis,2009)。

例如,一名大三理工科男生因为学习困难来求助。在学习中,对于一门功课他非常头疼,上课完全听不懂,很苦恼。咨询师问男生过去有没有遇到类似的情况。男生说,大一遇到过。咨询师接着问他自己是如何解决的。男生说提前预习。于是,咨询师鼓励男生对待当前的困难功课也提前预习。同学同意试试。三周以后,男生回来汇报,自己提前预习了,上课听得懂了。

成功的经验固然可贵,失败的教训亦弥足珍贵。有时候,我们不能摆脱困扰,只是因为我们好了伤疤忘了痛,无视过去失败的教训,不断重复过去所犯的错误。如果我们能记起失败的教训,停止不断重复的错误,困扰当下即解。否则,当事人的状况就像电脑开机一样,重复输入一个错误的密码,不论你输入多少次,得到的结果永远都一样。无效的应对是一种习惯,而习惯给人安全感。面对习惯,人们常受挫,而受挫常产生愤怒,愤怒导致冲动,冲动导致自暴自弃,自暴自弃导致前功尽弃,导致人们回到虚幻的安全。焦点解决指出,虽然一些做法于事无补,但是很多人却常常加倍以无效的方法来解决问题,认为只要他们做得更多、更努力、更好(如更多的惩罚、更多的恳谈等),最后就能解决问题(Watzlawichk 等,1974)。

经验和教训之间的界限有时是模糊的,教训里亦常含智慧。教训有时不是全然的失败,它们含有很多合理性,只是局部上的问题导致最后的失败。因此,对于失败的教训,不能因为其失败就完全弃之一边。我们可认真分析教训中合理的地方,善加利用。例如一位女生,长期有强迫意念,其症状为突然想 1 加 1 为什么等于 2 这样的问题。在咨询中,咨询师了解到女生曾看过一本强迫症治疗的专著《脑锁》,并依照书中的方法尝试,但是没有起效。该书的作者是美国加州大学洛杉矶分校的 Jeffrey Schwartz 和 Beverly 博士,他们认为强迫症是一种脑部疾病,处理的方案为四步行为训练法:步骤 1:重新确认,识别出侵入性的强迫观念和冲动是强迫症的结果;步骤 2:重新归因,意识到那种观念或冲动的强烈性和侵入性是由强迫症造成的,它极有可能与大脑生化物质的失衡相关;步骤 3:重新聚焦,通过把注意力聚焦在其他的事情上绕过强迫症,至少保持几分钟,做其他事情;步骤 4:重新评价,不要被强迫症念头所蒙蔽,它本身没有意义。Jeffrey Schwartz 和 Beverly 博士认为当事人通过四步行为训练,可缓解、管控强迫症。女生试了,但是没有成功。咨询师和女生讨论,将步骤 3 做了调整,即给自己 5 分钟时间强迫思考,时间到了喊停。停止之后,做建设性的事情。新的方法取得效果,女生的强迫症得到改善。

过去的兴趣爱好

在困扰时分,我们常感觉自己一无是处,常感觉生命没有意义。我们不知道自己该做什么。但是,在过去我们都有自己的兴趣爱好。我们或喜欢运动,或喜欢逛街,或喜爱音乐,或者只是享受一个人静静地呆着。曾经,在兴趣里,我们尽展我们的才华;在兴趣里,我们成为真正的人;在兴趣里,我们心流尽放。在困扰时分,我可以考虑重拾昔日的兴趣。拾起它们,我们可能会找回过去的欢乐。

在困扰时分,我们常常看不清面临的形势以及突破的方向。兴趣爱好可以给我们启示。焦点解决理论强力推荐当事人从过去的兴趣特长中汲取灵感,以自己的兴趣为譬喻讨论自己面临的局势,以此来突破思维禁锢,实现个人超越。在咨询中,我们常发现当事人遇到困扰就着急,就想马上解决问题。他们中的一些人喜欢乒乓球。对于这些当事人,笔者经常和他们讨论乒乓球比赛。乒乓球运动员在比分落后的时候,虽然想尽快扳平比分,但是并不是加快速度而是有意识地放慢节奏，用要毛巾擦汗等小伎俩拖延时间，调整节奏。

最后，很多人的烦恼是关于生涯发展的，即不知道将来自己要做什么，能做什么。这个时候，个人的兴趣爱好更是可以大显身手。当事人的过去兴趣爱好常透露了他们的兴趣和能力。透过过去的兴趣爱好，我们可以发现他们的职业兴趣，体现出来的能力。然后，和当事人一起分析现在哪些地域、行业和职业岗位，分析去哪些工作可以最大限度地满足自己的个人兴趣，展现自己的才华，规避自己的弱点。

例如，一名女研究生，对于自己未来的发展非常忧虑，前来咨询。她读的专业是某个相对冷僻的工科专业，她的师兄师姐都在为转行做准备，如去外面的公司做营销类实习。女生大学本科的时候，参与过学院的科研项目——曾在师姐的指挥下做过些小实验，很开心。但是读研以后，自己的研究迟迟没有进展，也没有思路，很挫败。以上两点的联合作用，让女生对自己的未来很迷茫。在了解了这些情况之后，咨询师问女生在过去的生活中有过什么事令自己非常开心。女生回答自己在做一个关于植物保护的公益项目时非常开心、自在。自己后来校内植物保护学生社团的骨干，带队做过一些项目，很成功。听到这里，咨询师和女生一起详细讨论了科学研究和公益项目的不同，以及在其中反映出自己的能力特点、职业兴趣等。分析发现，女生具有很强的活动策划能力和人际交往能力，并崇尚自然。这样，园艺、自然类产品（如藤编桌椅、中草药等）的营销领域可能适合女生的发展。分析结束，女生的心乐开了花。

过去的美好情感

一段美好的感情常给人安慰。李泽厚说，对于很多中国人，情是生命的终极意义。在我们的生命中，有很多人给我们帮助，没有这些帮助我们不能生活，不能存在。但是在困扰时分，我们常将这些忘记。我们觉得孤单，我们觉得世界抛弃了我们。其实，世界从未将我们抛弃。有时父母抛弃了我们，但是儿时的玩伴接纳了我们；有时医生抛弃了我们，但是父母从未放弃；有时熟人将我们抛弃，但是路人将我们扶起。如果我们将在过去困难时分给我们安慰的朋友忆起，想象如果他们在我们身旁，他们将对我们说什么？将给我们什么建议？如果可能，设法和他们取得联系，听他们的消息，可能更让我们感动、受益。

例如，一位男生，成绩优秀、活动能力强，但是大四毕业拒绝找工作，窝在宿舍，觉得一切都没有意义。辅导员与其谈心，提到孝顺父母，为了让父母安心，为了父母更好地生活，男生当去寻找工作。男生无感，因为父母离异，各自重组家庭，自己得到的关爱很少。接着辅导员提到工作可以创造更好的物质生活，如大房子、好车子，男生觉得那太庸俗。男生也看一些关于人生意义的书籍，但是觉得书上说得太缥缈。咨询师在咨询中注意到，男生在小时候有一个好朋友，他的家庭很好，自己经常去他们家玩，有时在他们家过夜。虽然，好朋友在一所很一般的大学读书，但是自己还是把他当成偶像一样的存在。于是，咨询师提议男生QQ上问好朋友的意见，问问自己该何去何从。男生觉得这是好主意,愿意尝试。后来,男生去找了工作——因为好朋友建议他找工作。

2 将来

德国哲学家卡西尔指出,我们更多地生活在对未来的困惑和恐惧、悬念和希望之中,而不是生活在回想中或我们的当下经验之中。如果我们能帮助当事人克服对于未来的困惑和恐惧,激发当事人对于未来的希望和激情,当事人当然地可以摆脱很多心理问题。实际上,弗兰克尔的意义疗法早已迈开了脚步。后来,认知疗法、优势理论也涉足此间。下面,谨整合西方学说,对于咨询中当事人将来的运用进行深入的阐述。

2.1 明晰当事人对未来所持的憧憬

运用未来为杠杆帮助当事人,首要的是帮助当事人建立对于未来的合理憧憬,这个憧憬如灯塔一样照亮当事人前方的路,给当事人方向与希望。关于未来的憧憬,在心理咨询中有三种表现形式:

远期憧憬

远期憧憬,意指可以贯穿人一生的憧憬,例如期望成为一个杰出的科学家、艺术家、政治家等。尼采说过:"懂得为何而活的人,几乎'任何'痛苦都可以忍受。"弗兰克曾被德国纳粹关在奥斯维辛集中营多年,他根据自己对集中营难友的咨询经验,说:"任何人若以心理治疗或心理卫生方法来抗拒集中营对某俘虏身心的不良影响,就必须为他指出一个可堪期待的未来目标,借以增长他内心的力量。有些俘虏出于本能,也曾自行寻找这样的目标。人就这么奇特,他必须瞻望永恒,才能够活下去。这也正是人在处境极其困厄时的一线生机,即使有时候必须勉强自己,也一样。而对未来——自己的未来——失去信心的俘虏,必然难逃劫数。"

近期憧憬

近期憧憬,意指排除问题影响,近期可实现的生活憧憬,例如组建一支乐队、去某一风景名胜旅游或谈一场恋爱等。聚焦于当事人的近期憧憬给当事人带来希望,由于不是殚精竭虑地去思索他们的问题形成的原因,当事人能够利用自己期望的积极活力将问题减轻,并抓住机会开始期待一种超越问题的生活。在这里,当事人的希望和梦想为其生活提供了更大的脉络,其心理困扰乃至精神疾病只不过是这一幕戏剧中的小角色而已。例如,一位抑郁症女生通过暑期实践成功缓解了自己抑郁症。虽然问题并没有消失且继续存在,但所采取的旨在将问题最小化的措施减轻了问题对生活的影响。

即刻憧憬

即刻憧憬,意指当事人对问题解决后个人生活的美好憧憬。如果当事人忧虑的是夫妻感情，那么憧憬的常常是夫妻感情融洽后两人的相处状况；如果当事人忧虑的是学习效率不高，那么憧憬的常常是个人学习效率提高后的学习状况；如果当事人忧虑的是当众说话的紧张，那么憧憬的常常是个人公众讲话放松时的表现。有心理学家指出，有许多求助当事人的困扰，主要是因为他们陷于问题情境中而无法自拔，不知道何去何从（Gerard Egan，1986）。因此，最有用的协助方法之一，便是帮助他们建立方向感或使他们了解新的、更建设性的行动方向。一些优秀的心理学家正是借着让他们在较好的未来和无法接受的现在之间所做的对话，来帮助他们谈论目前的问题（Gerard Egan，1986）。

2.2 发现当前与未来憧憬间的关联

对于许多当事人来说，仅仅帮助当事人明晰关于未来的憧憬是不够的，还需要帮助他们了解当前问题与未来憧憬的关联，才可让他们释然。当事人的当前问题与未来憧憬之间经常存在着以下关系：

当前问题对于未来憧憬有消极影响

当事人的困扰，从某种意义上说，是由于当事人内心的某种欲望受到现实挑战的阻碍所致。因此，摆脱之道似乎就是迎接现实的挑战，寻求内心欲望的满足。可是满足当下内心的某种欲望有时候是对个人未来憧憬的一种妨害。在心理咨询中，许多当事人恰恰没有发现这一点，他们只欲逞一时之快，却又不能迅速实现，于是陷入进退维谷之中。这个时候，让他们意识到当前问题对于其未来憧憬的妨碍常令他们幡然醒悟、改弦更张。

例如，有个大学生志向是成为一名大企业家，作为第一步，他想通过马上就要举行的某知名商学院研究生考试。但就在此时，一直与自己关系欠佳的女友离开他与他人订婚。男生怒不可遏，强烈要求女友回到自己的身边，并威胁欲公布两人的亲密照片，而女友则宣称要誓死捍卫自己的婚姻。于是双方陷入僵局，男生困扰不已。在这里，该男生有明确的憧憬，但是他没有将对于未来的憧憬与当前的情感纠葛挂钩，没有意识到自己对于情感的态度与举动对于未来的消极影响。咨询师在咨询中指出了这一点，当事人幡然醒悟，停止了对女友的纠缠。

当前问题对于憧憬实现有积极影响

有时，现实的挑战让当事人疲惫，他们的内心只想放弃，以赢得内心的一种暂时安宁。可是，由于种种原因，他们无法回避现实挑战，于是内心陷入煎熬，或颓废、或愤懑。他们需要一个理由支撑他们对抗现实的挑战。这个时候，让当事人看到当前问题对于未来憧憬的积极意义，无疑是给他们注入一支强心针，令其士气大振，勇敢地面对现实挑战。在弗兰克尔的书中，记录着许多俘虏正是借着揭露纳粹暴行的憧憬去生活。因为他们想以后出去揭露纳粹暴行，当下的受难成为了一种最有力的证据与题材。他们经历，他们记载。于是各种肉体的、精神的折磨都具有了一个崭新的意义。这个崭新的意义撑起了他们的心胸。

当前问题对于憧憬实现几无影响

有时,当前的问题对于个人的未来既无明显的消极影响,也无明显的积极影响,这同样可以给当事人安慰。为什么?因为很多当事人陷于迷局中,以为痛苦暗无天日。这个时候,当事人看到了当前问题的威慑力只限于一个小小的时间段里,无碍自己的未来,自然可以潇洒应对。

例如,一位女研究生,自述学习压力大,怕进实验室,怕老师批评,期待咨询帮助。但是详细了解下来,女生还有半年就要毕业,由于对本专业没有兴趣,想出国读其他专业的博士,且在海外的男友愿意提供帮助。谈至此,当事人意识到现在的受苦是短暂的,只要韬光养晦,熬过这段时光即可,心情大为放松。

2.3　明晰未来憧憬实现的时间规划

有些当事人确定了关于未来的憧憬与当前问题的关联,内心即得安慰,但是对于有些当事人来说还不够。他们还需要"扶上马,送一程"——心理咨询需要帮助他们明晰内心憧憬的时间规划。Egan(1986)指出,协助当事人制订策略以达目标,可能是表达与当事人同在的最富人情味、最温暖且最有助益的方式。咨询师在帮助当事人采取措施实现个人憧憬时,需要注意以下几点:

明晰努力的期限

《圣经》上说：世间万事万物，生有时，死有时。任何事情都在一定的时间开始，又在另一个时间结束。人们关于憧憬的努力也一样。开始时间和结束时间的结合构成了努力的期限。憧憬需要在这个期限里去实现。在这个期限里，我们思考、酝酿、努力、煎熬。我们既不可以期望一蹴而就，梦想憧憬一夜实现，也不可无限地等待，肆意挥洒时光。

不幸的是，一些当事人就是以为憧憬可以一夜实现，例如自己的家庭关系马上和谐，理想的工作马上到来，学习成绩马上提高……为此，他们焦急万分；而另一些人以为自己可以无限等待，如自己还可以打游戏，自己还可以去忍受伴侣的虐待，自己还可以去加班工作……浑然不知自己已走到悬崖的边缘。这个时候，和他们一起明晰努力的期限，确定自己何时开始努力，何时结束努力，就显得非常重要。对于前者，明晰期限，可以让他们明白自己还有时间去等待、去尝试，从而大大的缓解焦虑；对于后者，明晰期限，可以让他们产生紧迫感，切实地行动起来，从而促进憧憬的实现。

明晰努力的节奏

任何的努力都需要把握好一定的节奏，它保证了努力的可持续性。这就像马拉松比赛，一个人必须克制自我，管理好步伐，分配好体力，才能保证用充沛的体力去取得好的成绩。如果他一开始太放松，被大部队甩开太多，纵使后面拼命追赶，也很难成功。同样的，如果他前面仗着自己体力好，像跑一百米一样，遥遥领先大部队，后面他一定会被超越，最后纵使他拼死努力，也不会有好的成绩。

咨询中，我们经常看到一些当事人有憧憬，有努力，但是没有节奏。有一个女生，想成为一名文艺明星，她严格要求自己，将自己的时间安排得满满的，她从不睡懒觉，每天读书锻炼，严格饮食，从不吃零食，她像一个苦行僧，她精疲力竭。咨询师告诉她，她的表现似乎"一万年太短，只争朝夕"，告诉她"文武之道，一张一弛"。咨询师告诉她放松、休息的重要性，建议她每天拨出 1 个小时，做自己喜欢的事。她听完后眉头舒展开来。

明晰当务之急

将憧憬变为现实是一段漫长的旅程。旅程里充满了巨大的不确定性，一一觉察它们超越了人间智慧。怎么办？知道当务之急即可。孟子曰："知者无不知也，当务之急，仁者无不爱也，急亲贤之为务。"知道当务之急，我们即可迈开脚步，因循变化，在变化中求安慰，在变化中将憧憬化为现实。

关于当务之急的选择，有两种思路：

其一，从要害着手，所谓擒贼先擒王。遇到问题，先抓主要矛盾。主要矛盾解决了，问题即迎刃而解。一个女生因为寝室关系来求助。寝室原先分为两派，自己和一个室友一伙，另两个室友一伙。两伙内部交往密切，两伙之间交流很少。突然有一天，女生发现自己的同伙远离了自己。瞬时间,女生觉得自己被整个寝室孤立,非常痛苦。经过咨询讨论,女生发现其中一名室友态度原本中立,是自己疏忽了她,导致她倒向了一名严重歧视自己的室友。于是,女生主动和该室友走近。很快,该室友接纳了她,而其他室友也慢慢接纳了她,她的困扰解除。在这个个案里,态度中立的室友是问题解决的关键。

其二,从必须做的、最容易做的事情着手。老子说:"图难于其易;为大于其细。天下难事,必作于易;天下大事,必作于细。是以圣人终不为大,故能成其大。"这个策略最适用于考试做题,考试做题大家一般从容易的题做起,将难题暂时放放。待容易的题做完了,再来思考难题。

以上两种策略,无有优劣,各有千秋。在咨询实际中,可以和当事人讨论,一起决定策略的选择。

3 小结

心理咨询可以从过去着手,也可以从将来着手。二者是一个有机的统一,相互补充。

探索过去有助于我们更好地面向未来。德国哲学家卡西尔指出,我们关于过去的意识当然不应该削弱我们的行动能力。如果以正确的方法加以使用的话,它会使我们更从容地审视现在,并加强我们对未来的责任心。人如果不意识到他现在的状况和他过去的局限,他就不可能塑造未来的形式。正如莱布利茨常说的:后退才能跳得高。

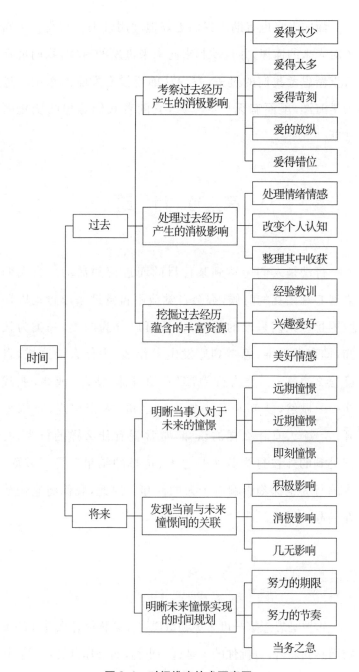

图 3.1 时间维度技术要素图

面向未来也有助于我们更好地利用过去。当我们明确了对未来的憧憬，并行动起来向未来进发的时候，我们也常常重新思考我们的过去，发现从前所没有发觉的东西。过去是海洋，里面有无尽的宝藏，它随着我们思想的变化而常新。

第二节　行　动

行动是人们为达到某种目的而进行的活动。当人们遭遇心理困扰的时候，都会自觉或不自觉地采取行动以摆脱困扰。人们采取的行动，大致可以分为两类，一类为认知，即启动思维，思考到底发生了什么，为什么会这样，自己怎么办等；一类为行为，即启动身体，或跑，或跳，或战斗……显然，认知和行为如比目之鱼，紧密相连，难以分开。一个人有什么样的认知，常常就有什么样的行为，我们见到的外在行为其实是思考、选择的结果。另一方面，人的行为也深刻影响一个人的认知。因此，我们将它们放在一起来讨论。

1　认知

古罗马思想家马可·奥勒留说："如果你因什么外在的事物而感到痛苦，打扰你的不是这一事物，而是你自己对它的判断。而现在消除这一判断是在你的力量范围之内。"这里对事物的判断即认知。消除一个人的判断，即改变一个人的认知，凭此当事人可以不再因外在事物痛苦。

认知的关键是认识自己。前面章节提到，无知是人心执著性的一种类型。人们陷入困扰，有时候就是因为无知的作用，即没有正确认识自己和他人。反之，人们一旦正确认识自己或他人，困扰即解。而在知人和知己的关系中，鬼谷子说："知人始己，自知而后知人。"人们很多对人对事的错误认识，根源都在未能建立起好的自我认识。当事人只要能正确认识自我，即为正确认识他人创造了条件。而人们一旦正确认识了自己和他人，很多困扰将不复存在。

那么如何利用认知，来帮助当事人摆脱心理困扰呢？

1.1　帮助当事人明晰自我认识

当事人关于自我的认识经常处于一种混沌的状态，并起伏不定。他们对于自我有万千回答，经常今天认为自己很优秀，明天觉得自己很愚蠢；今天觉得自己要赚钱，明天觉得自己当追求理想；今天觉得自己要多照顾孩子，明天觉得自己要多好好工作。他们的思维就像旋转的陀螺停不下来，因此答案在不停变化。他们困住了自己。

从认知着手，心理咨询要做的第一步就是帮助当事人明晰自我认识。在前面章节中，我们提到认识自我具有无限丰富的内涵，但是在咨询中，它的关键要素为欲望、能力和身份。抓住它们，就抓住了牛鼻子。

欲望

人心是欲望的舞台,每个人的内心都有很多欲望。例如,有人热衷于权力,有人热衷于运动,有人热衷于求知……美国学者 Steven Reiss(1999)认为,人有十六种基本欲望,分别为权力、独立、好奇心、被包容与接纳、有序、储备、荣誉、理想主义、社交、家庭、身份与地位、复仇(对平等的追求)、浪漫(对性和美的追求)、吃、健身运动、安宁。这些追求几乎人人都有,但不同的人对不同欲望的强烈程度有所不同。例如,有人权力欲强,有人好奇心强……其外,现实疗法创始人格拉瑟提出人有五种基本需求,分别为生存或自我保护、爱或归属、权力或内在控制、自由或独立、乐趣或欢乐(Robert E. Wubbolding,2011)。

人心中所有的欲望共同建构了一个如同社会机构的组织——人心。人心如戏,不同的欲望,尽管活跃程度不同,但都在人心中发挥着作用,共同建构了人心的精彩。这恰如一个社会组织。在一个社会机构里,不同的人有不同的分工:通常一人处于主导地位,被称为领导,其他人处于从属地位,被称为群众。人心亦如此。人心中常有一种欲望居于主导地位,我们称其为核心欲望,而其他的多种欲望虽然相互间地位有所不同,但均处于从属地位,我们称其普通欲望。核心欲望和普通欲望一起建构了人心系统,推动着人心的发展。

心理咨询实践中,和当事人确定自己对核心欲望的认知常常是心理咨询的首要工作。前面提到关于人的欲望有很多分类，咨询师可以对此采取灵活、开放的态度。咨询中咨询师可根据当事人的故事，考虑他们的生活背景和认知水平等，对他们的核心欲望进行自由命名和阐释，例如说当事人的"胜负心重"，"看重自由和独立"，"珍视感情"等，然后倾听当事人的意见。当事人可以对它们进行修正，或者干脆完全抛弃它们，做出自己的命名和阐释。在相互的讨论中，当事人关于自己的核心欲望的看法得到澄清和确定。

例如，一名女博士害怕独处。独处的时候，经常玩手机，看他人的朋友圈，有时要直接给母亲打电话。她不希望自己这样，她希望自己独处的时候镇定一些，放松一些。咨询中，咨询师推荐了正念等即时情绪管理技术（本章的第四节对正念技术有专门的介绍）。在后面的咨询中，女博士反馈正念技术无效。于是，咨询师重新出发。咨询师想到女博士此前透露过自己和前面两个前男友的相处中，自己有很多的忍让，很委屈。咨询师将这些信息串在一起，提出女博士的核心欲望是"爱与归属"，女博士认同。于是，咨询师给出建议，请女博士在独处慌张的时候，轻轻告诉自己：请爱与归属的欲望乖一些。这个建议奏效——女博士在后面的生活中运用此计实现从容独处。

能力

能力是我们在这个世界的生存之本。在这个世界，我们需要会呼吸；在这个世界，我们需要会饮食；在这个世界，我们需要会记忆……当我们尽展自己的能力时，我们将感受到欢乐,甚至会忘却自我,与世界浑然为一。

寸有所长,尺有所短。我们每一个人,都有自己的长处,亦有自己的不足。加德纳认为人的能力是多元的,主要包含8个因素(详见下表):

加德纳多元智力结构表

智力名称	智力内容
言语—语言智力	个体听、说、读、写的能力
音乐—节奏智力	个体感受、辨别、记忆、改变和表达音乐的能力
逻辑—数理智力	个体运算和推理的能力
视觉—空间智力	个体感受、辨别、记忆、改变物体的空间关系,并借此表达自己思想和情感的能力
身体—动觉智力	个体运用四肢和躯干的能力
自知—自省智力	个体认识、洞察和反省自身的能力
交往—交流智力	个体与人相处和交往的能力
自然观察智力	认识动物、植物和自然环境其他部分的(比如云或者岩石)能力

与欲望相似,人的各种能力亦建构了一个如同社会机构的结构。不同的能力,尽管强弱不同,但是都在个人生活中发挥着作用,它们共同创造了人的多彩生活。与欲望相似,我们将人拥有的突出能力称为核心能力,将表现一般的能力称为普通能力。鸟飞、虫走、鱼游,生活要求我们每个人发挥个人的核心能力去生存、去奋斗、去发展。

我们每个人都会自觉不自觉地对自己的能力做出判断,这种判断影响着自己的心情。当我们自觉自己具有能力超人时，常生欢喜；而当我们自觉某种能力不足时，我们常心生遗憾，甚至感觉前途渺茫，怀疑人生。

在咨询实践中，咨询师需要明了当事人对自己能力的认识。与对欲望的认知相似，理论家对人的能力也有很多不同的分类。在咨询实践中，咨询师对此可以采取灵活、开放的态度。咨询师根据当事人的故事，结合他们的认知水平，对他们的核心能力进行自由命名和阐释，例如说当事人的"动手能力强""交际能力强""写作能力强""心细""大局观好"等。同样的，当事人可以对它们进行自由修正，甚至干脆完全抛弃它们，做出自己的命名和阐释。在相互的讨论中，当事人关于自己的核心能力的看法得到澄清和确定。

例如，一位因失恋痛苦，数月失眠的小伙来心理咨询。在咨询行将结束的时候，邀请咨询师评价他的能力。咨询师告诉小伙，他思维敏捷、逻辑、和人沟通能力强，当有灿烂的未来。当事人很激动，他说他也这么认为，但他需要咨询师的确认。咨询之后，他的痛苦减少，睡眠亦改善。

身份

身份，即个人在这个世界的定位。身份包含两个要素，其一为责任，即我们要为这个世界付出什么；其二为权利，即我们可向这个世界索取什么。我们生活在这个世界，就会和花鸟虫鱼、有情众生发生交流、交往。交流交往就要涉及到关系定位，即自己当承担哪些责任，可主张哪些权利。当一个人明确自己身份的时候，就意味着知道自己可以做什么，不可以做什么。否则,就是"有失身份"。"有失身份"常让自己难堪、困扰。以入住酒店为例,我们的身份定为酒店顾客,这意味着我们期望从酒店员工那里得到好的服务,这是我们的权利,同时我们需要遵守酒店的规定,这是我们的责任。

人们拥有多重身份。在人群中,我们可能是父亲,是老师,是下属,是心理疾病患者;在自然里,我们是一棵芦苇,一颗尘埃,是宇宙的精华、万物的灵长……每一种身份都对我们的责任和权利作出了规定。人拥有的各种身份亦建构了一个如同社会机构的有机结构。在不同的情境里,不同的身份凸显。例如,你可能是大学教授,学院院长,公司老板,但是当你去开孩子家长会的时候,很可能你凸显的身份只是学生家长。在咨询实践中,我们不妨把在某种情境下凸显的身份称为核心身份,而把其他沉默的身份称为普通身份。不同的身份对人的责任和权利作出了不同的期望,并构成了某种冲突。在其中,核心身份决定了个体期望承担的责任和主张的权利。

每个人都对自己的身份有着自己的认识。情境虽然对人的身份确定有着重要影响,但人在其中具有非常大的主观能动性。以上面家长为例,他可能认为自己首先是一名院系领导,其次才是学生家长,因为可以给学校带来某种帮助,由此他也希望自己得到特别的待遇;而主持家长会的老师也认可他是一名学院院长,并给予他某种特别的待遇,因为他希望和该学院建立合作关系。在这里,学院院长即为他的核心身份,而学生家长却是他的普通身份!但可能,另外一个客观情况完全相同的家长,却认为自己只是一名普通家长,无意凸显自己的院长身份，尽管他也给学校提供了类似的帮助。

在咨询实践中，咨询师帮助当事人明了对自己身份的认识，也即明了他们在人际相处中的责任和权利。这常令当事人解脱。在咨询中，我们常发现当事人的烦恼，只是因为他们忘记了自己是个普通人。有的当事人与人相处的时候常对他人充满怨恨，觉得他人"这也不好，那也不对"。这时，如果他们能领悟到自己与他人相处中，两人是平等关系，自己只是一个合作伙伴，根本无权去要求对方尽善尽美。聚焦于他人的不足，无非是将注意力集中于自己权利的主张。但是身份的意义还包括了责任的履行。当事人应该将注意转向自己的责任，问自己：哪些责任没有履行好，哪些事没有做好，给别人制造了哪些妨碍甚至伤害。如此，他们的心态常变化，怨恨也随之减少。在心理咨询中，我们还会发现一些当事人在人际相处中缩手缩脚，委曲求全，很怕惹别人生气，觉得"别人不高兴了都是自己造成的""自己罪不可赦"。对于这些当事人，他们的问题是他们忘记了自己是普通人，忘记了自己的责任是有限的，自己根本不应该对他人可能的不高兴承担全部责任。再者，别人也不是玻璃心，不是那么容易被击溃的。对于他们来说，身份的意义还包括了权利的主张。如果他们能将注意转向自己的权利，问自己有哪些权利可以主张（从某种意义上说，犯错即是上天赋予普通人的一项权利），他们猜疑和焦虑常减少，勇气增加。很多时候，与当事人明晰他们的身份，鼓励他们承担当承担的责任，主张当主张的权利，许多令当事人长期感到复杂、头痛的问题也可轻松化解。

例如,一名男大学生来求助。他非常聪明,成绩很好,但是常为家庭困扰。他的父母亲长期关系不好,父亲为某县的中学校长,有文化,温文尔雅应酬多,母亲为普通上班族,文化不高脾气火爆,生活简单。母亲常向同学电话哭诉他父亲待她不好,有外遇,希望儿子教育父亲,好好专注家庭,对待自己。于是,男生勇挑重担,努力倾听母亲,积极和父亲沟通,期望知道他们近期究竟发生了什么,问题在哪里,如何让父亲悬崖勒马……但是很挫败,父母亲关系并没有改善,自己觉得很无能很无助。咨询师强调他的身份是一个儿子,他有责任爱妈妈,但是没有责任去调节父母关系,更没有权利去教育自己的父亲。男生接受了咨询师的观点。于是,当母亲向他电话抱怨时,他开始只是倾听母亲,关心母亲。他不再去努力弄明白家里发生了什么,不再去和父亲沟通协调。他静了。

1.2 帮助当事人评估自我认识

对于有些当事人,帮助他们明晰自我认知已经足够。但是对于很多人来说这远远不够,咨询还需要帮助他们评估自我认知的影响。

当事人的认知必然会对其生活产生影响。例如,一个人认为自己喜欢运动,可能就会有意无意地关注各种运动资讯;一个人认为自己动手能力不强,可能就会主动回避一些动手展示自己的场合;一个人认为自己是一个行业资深专家,可能就会希望得到他人很多的尊重和照顾……很多时候,当事人困扰由此而生,但个人浑然不知。评估就是提供这样一个机会,帮助当事人审视自己的认知对生活的影响。

评估首先是评估当事人的自我认知对于其个人生活的影响。当事人的自我认知经常对其生活既有积极影响又有消极影响:没有积极影响,它们不会存在;没有消极影响,当事人的内心不会挂碍。评估需要帮助当事人发现自我认知对于个人生活的积极影响,激发他们的感恩。感恩让人幸福。评估也需要帮助当事人发现自我认知对个人生活的消极影响,激发他们警醒。警醒让人改变。例如,一个人认为自己口头表达能力差,所以他谦虚随和,别人对他很放心,这是其自我认知对自己生活的积极影响。同时,他因为自己觉得口头表达能力差放弃了很多展示自己的机会,所以很自卑忧伤。这就是其自我认知对自己生活的消极影响。

评估还需要考察当事人的自我认知对他人生活的影响。我们没有人生活在孤岛上,我们的思想观念不知不觉地对他人的生活产生影响。有时这种影响是积极的,有时这种影响是消极的,有时二者交织在一起。例如,一个女生,高中的时候物理成绩很好,但是个人很自卑,和同学们说自己物理水平不高。同学们很气愤,觉得她的成绩明明比大家都好还说自己不好,是在变着法子羞辱大家,太"装",太"假","太做作",纷纷远离她。

1.3　帮助当事人改进自我认识

经过评估以后,人们不难发现自己的某些认知需要改变。因为很多时候,正是它们妨碍了生活,制造了困扰。如果不改变,它们就作用依旧。作用依旧,困扰即依旧。为了摆脱困扰,我们需要改变它们。

自我认识包含欲望、能力和身份三个方面,改进自然围绕这三者进行。

改进关于个人欲望的认识

改进关于个人欲望的认识,就是要挖掘当事人潜藏的核心欲望,改变当事人对自己欲望的认知。人的行为是多种欲望联合作用的结果,当事人识别出的核心欲望常不足以解释自己的行为。这个时候,挖掘出对当事人贡献巨大但不被关注的欲望,将此置于聚光灯下。一旦它们置于聚光灯下,也即被置于理性的统协之下,它们的威力即变化,当事人的心理行为也由此改变。

例1,一个男生沉溺于网络游戏,但是他报告自己从中并没有收获多少欢乐。这就是说,用贪玩来解释他的行为是不充分的。于是咨询师询问他的家庭,男生报告自己的父母亲关系不好,在闹离婚,他的游戏沉溺迫使他的父母亲将注意力集中在他的身上,从而干扰了父母亲的离婚进程。显然,沉溺游戏可以让自己获得父母更多的爱。在这里,爱就是他的潜藏的欲望!

例2,一个男生思考人生意义,觉得人生根本上没有意义,于是有些颓丧。反思自己高中的时候用心读书,只是为了面子,现在既然没有了面子的需要,没有了前进的动力。所以成绩不好。去找当地咨询师咨询,当地咨询师指出同学理性太发达,缺乏感性。同学认为有道理,好像对生活有一些促进作用。但是,现实问题接踵而来,例如功课不及格。父母希望他尽快走出,自己也有些着急。同学觉得还是要解决终极问题。咨询师听后,对同学说,他是"破旧,但是没有立新,才导致烦恼。"接着,咨询师说,人生的意义说简单也简单,就是实现欲望。人的欲望有很多分类。所有的欲望形成一个组织,在这个组织里有一个领导,过去这个领导是"荣誉"。现在没有找到,不妨暂时让"荣誉"和"身份"看管,以后机缘来了,重新选举。同学觉得这个解读很好,决定采用,着力让生活继续,等待未来。

改进关于个人能力的认识

帮助当事人改进关于能力的认识,有时就是帮助他们发现自己的长处。美国管理学家彼得·德鲁克说:"很多人都以为他知道自己的长处,其实不然,在大多数的情况下,人们比较清楚的是自己的弱点。"这一点人在困扰时表现尤甚——很多咨询中的当事人眼里看到的只有自己的短处(即普通能力),他们看不到自己的长处(即核心能力),他们为此沮丧忧伤。这时,如果能帮助他们发现自己的长处,他们的精神常为之一振。

当事人的长处经常可以从他们过去的成功经验中去发现。在笔者的心理咨询中,有的同学中学时曾经在全市航模竞赛中得过奖,这很好地说明了他动手能力的强大;有的同学曾经组织朋友做过项目,这很好地说明了他组织协调能力的强大;有的同学曾经交友甚广,这很好地说明了他人际交往能力的强大……

有时,当事人在咨询当下的表现也可体现他们的长处,例如有的人讲话用词优雅,展示着他们的文学才华;有的人勇敢地打断咨询师说话,大胆地反驳咨询师,展示着他们的辩论才华;有的人表达严密,展示着他们的逻辑思维能力;有的人细腻敏感,展示着他们的共情能力……

帮助当事人改进关于能力的认识,有时是纠正他们关于对自身能力的判断。很多时候,当事人对自己某种能力的判断是不客观、不公正的。例如,有的人认为自己的口才差,但是他们在心理咨询中的表达清晰、流畅;有的人认为自己的研究能力差,但是老师和同学对他们的评价很好。这个时候,心理咨询需要明确指出当事人对自己评价的不客观和不公正,并分析其中的原因。

例如,一名女博士非常忧郁,对自己的能力充满怀疑。但是实际上,她的论文发表很好,导师对她的研究很满意,同学也很欣赏她。为什么她严重自我怀疑?原来她过去一直追求优秀,争强好胜,现在结婚生孩子,需要照顾家庭照顾孩子,无法像其他全日制的同学那样全身心投入学习,无法完全掌控自己的学习。交谈后,认可了自己的能力,恢复了自信,决定按照自己的节奏学习、生活。

改进关于个人身份的认识

改进关于个人身份的认识就是削弱原先的核心身份,选择启用普通身份作为新的核心身份。前面提到,每个人都有多重身份，不同的身份对人的责任和权利作出了不同的要求。原有的核心身份之所以不适应生活，因为它们对人或提出了过高的责任要求让人难以承受，或提出了太少的责任要求让人放纵；或剥夺了太多人的权利让人委屈，或主张了太多的权利让人碰壁。这个时候，如果启用一种新的身份，调整自己的责任要求和权利主张，和情境相适应，他们的困扰自然减少。换言之，就是帮助当事人把自己的位置摆正，放松心态，承担可以承担的责任，主张可以主张的权利。

在咨询中，咨询师可以帮助当事人认识到自己的多重身份，淡化某种给其带来困扰的身份，强化令其解脱的身份。

例如，一名男同性恋前来咨询，因为他的室友也是同性恋，该生行为猥琐，时常对另一名异性恋男生进行骚扰。男生非常气愤，屡次劝止，室友依然如故。男生觉得室友的行为严重影响了男同群体的形象，令他人以为男同都是如此的品行低下。男生想到此，非常颓丧，非常无助。咨询中，咨询师指出，男生是一名男同，但同时还有很多其他身份，如在考场上他就是一名考生，在超市就是一名顾客……在这些情境下，他的行为与同性恋身份无关。那名行为猥琐的室友，他的行为亦与男同身份无关。很多人都知道，这个世界有很多非常优秀的男同，如著名科学家图灵，如著名企业家库克。室友的表现是他的个人行为，他毁不掉男同这个群体的形象。同学释然。在这个个案里，当事人无限放大了自己的同性恋身份，进而放大了室友的同性恋身份引起烦恼。心理咨询削弱了他和他室友的同性恋身份，实现了咨询的突破。

改进关于自我的认识，注定会遇到很多阻力。由于种种原因，每个人都有关于自我的稳定看法。在过去的日子里，它们从他们的个人经验而来，亦帮助他们解决很多问题，陪伴个人走过很多的时光。当事人爱它们。让当事人放弃这些心爱之物，很多时候就是让当事人放弃自己。因此，在帮助当事人改进这些认识的时候，要首先承认这些认识曾经的适应性、曾经的合理性和曾经的建设性。然后，指出世易时移，自我已改变，自己需要重新认识自己，才可迎来新的生活，赢得幸福与欢乐。不分青红皂白地全盘否定它们，将遭到它们的竭力反抗。老子的"将欲废之，必固兴之。"说的就是这个道理。

2　行为

人内心的执著寄居在行为里。例如，一个人贪婪，一个表现就是某种行为的不可遏制；一个人怨恨，一个表现就是背后对人的诋毁和攻击；一个人无知，一个表现就是行为幼稚、鲁莽；一个人傲慢，一个表现就是举止狂妄；一个人猜疑，一个表现就是行为拘谨、退缩。

因为执著寄居在行为里，所以一旦行为改变，执著即无家可归、无枝可依。这样，执著的力量自削弱。这就如一家房屋的主人突然发现家里苍蝇很多，这个时候他打开窗，想把苍蝇轰走，但是苍蝇走了又回。他开始想，屋子里一定有什么东西招了苍蝇。于是，他认真地检查起房屋来，发现屋里腐肉上苍蝇最多。发现后，他把腐肉扔进了垃圾桶，送到屋外。很快，屋子里的苍蝇少了很多。在咨询中,内心的执著就这样寄居在、附着在某种行为里。行为改变,执著逃离。

　　例如,一名女生两年前为某社会名流凌辱,非常痛苦,前来求助。被凌辱后的两年,女生一直以泪洗面,虽先后向多人(包括咨询师)倾诉、求助,但收效甚微。咨询中,咨询师注意到女生说自己和同性相处也出现问题,当其他女生不经意碰到自己的身体(如手臂)时她也会尖叫。于是,咨询师建议女生遇到其他女生碰触到自己的身体后,稳定情绪,然后再碰回去,并尝试主动轻拍其他女生的肩膀。女生听从了咨询师的建议,在接下的一周她不但轻触其他女生的身体,而且更进一步——用手去揽其他女生的肩膀。咨询师建议后的第二周,学院举办招待舞会,一位男老师邀请跳舞,她接受了邀请。舞会后,她回到宿舍,一个人在被窝里号啕大哭。自此之后,女生情绪明显好转。在这个个案里,女生的悲惨经历导致其内心深刻的猜疑——下意识地认为周围充满危险,因为危险所以退缩,也因为退缩所以感觉危险从未离去。咨询师的行为建议帮助女生轻触外面的世界,感受外界的安全,感受危险的远去。在这个个案里,咨询师如果只是单纯地倾听和安慰,女生可能仍然沉浸在猜疑里,沉浸在痛苦中。

2.1　帮助当事人明晰行为方式

　　从行为方面着力的第一步,就是要明晰当事人的行为方式,即当事人已经做了什么,这些行为有什么共同特点。换言之,就是为当事人的行为"定性"。这个过程可以帮助当事人将注意力集中在问题的解决上，而不是漫无边际的宣泄与抱怨。实际上，很多当事人是在不自觉的状态下行动的，他们并不清楚自己做了什么。对于他们，明晰的过程就是审视的过程，反思的过程。这本身就可以让当事人获益良多。

人的行为，都是对他们现实挑战的回应。我们每天的生活都面临着各种各样挑战。其中，有的很小，例如天气闷热，饭菜不合口，和恋人拌嘴，自己辛辛苦苦写的文档不见了；有的很大，例如自己经济困难，恋人要离开自己，公司重组，自己调到了新的岗位等。这些挑战有时让我们不快，让我们紧张，有时又让我们欣喜，让我们兴奋。不管我们愿意还是不愿意，不管我们自知还是不自知，我们都在用行为来回应它们。在其中，我们成长、变化。

这些回应，可以分为以下三类。

抗争型

抗争型行为指人面对现实，迎难而上，努力追求欲望的实现。此时，当事人面对现实的考验，努力做自己命运的主人，积极调动自身资源，投入时间，投入精力，全力克服一切不利因素的影响，实现对现实的超越。他们是凯撒大帝——"我来，我见，我征服！"在超越中，他们改变自我，感受生命意志的力量，他们内心的主动性彰显；同时，他们亦感受到现实的阻力，这使得他们可能身体疲惫、心力交瘁。

例如，一位女研究生前来咨询压力管理问题。咨询中，咨询师强烈地感受到她的聪明、活力和热情。她的生活非常精彩：(1)她在积极准备出国英语考试,考试将在 1 个月内举行；(2)她在和美国教授合作科研,美国教授拟在 1 月内和她讨论研究设计；(3)她是某乐队的主唱,乐队 1 个月内开演唱会；(4)她负责学院微信公众号的推送；(5)她在实习单位实习。女生想努力做好每一件事情。现在她压力很大,非常疲惫。咨询师指出,她在和现实作战,她的疲惫、她的压力是身体的抗议,是身体的自发保护。现在,她要向身体的抗议宣战。实际上,她要的不是压力管理技巧,她需要的是"减负",是休息。

接受型

　　接受型行为指人面对现实,知难而退,放弃某种欲望的追逐。此时,当事人面对现实的考验,接受命运的安排,视现实为欲望实现的天堑,拒绝欲望的诱惑,照顾好自己,让生活继续。他们无意改变现实,他们礼让现实。面对欲望,他们心如死灰。因为没有抗争,所以没有紧张；因为没有期待,所以没有失败。他们让自己内心的欲望止熄。他们借此让自己内心平静。

　　例如,一名女生因为情绪困扰前来咨询。咨询师发现女生善良、胆小、温柔、敏感,忍辱负重。她绝少主张自己的权利,绝少和人争执。当亲人和朋友说了伤害自己的话时,自己从不反驳,只是笑笑,她想包容他们的过失。她怕自己的反驳让人生气。当普通的同学说了伤害自己的话时,她也选择忍耐,她怕别人说她不好,当忍无可忍的时候,她断绝和他们一切往来。该女生的行为是典型的接受型,她有维护自尊的需要,但没有抗争,没有去努力实现自己内心的渴望。

躲避型

躲避型行为指人远离现实,转移注意,抵御欲望的侵袭。此时,面对现实的考验,他们不想去抗争,也不想去接受,他们退居一隅,想通过和现实保持距离来保护自己。他们期望现实的挑战不存在。对于欲望的实现,一方面他们觉得无望,一方面心有不甘,仍然想象着有一天梦想能够实现。他们想麻痹自己,让自己既感受不到现实又感受不到欲望,借此来赢得平静,但是他们的心可能因为受到现实和欲望的两面夹击而暗流涌动。

生活中,躲避型行为比比皆是。很多人外貌不好,尽管有很强的社交需要,但是他们封闭自我,尽量不参加社交活动,参加了也很少主动和人说话;很多人学习成绩不好,尽管他们想拥有好的成绩,以赢得他人尊重也为自己的未来赢得主动,但是他们并不努力而是将大量的时间花在打电脑游戏上;很多人和亲人关系不好,尽管他们也想家庭和睦温暖,但是他们并不为此努力而是选择疯狂工作……他们不想去接触现实,不想去思考现实,他们只想离现实远一些。在远离现实的地方,他们的心得平静。

2.2　帮助当事人评估行为方式

在理清当事人的行为方式之后,接下的工作就是对行为的适应性进行评估。一切行为都为解决困扰而生,但是能否心如所愿,则另当别论。一些人为情绪驱使,一些人为习惯驱使,他们根本没有注意自己行为的影响,亦没有认真考虑自己行为的适应性。有时,他们缘木求鱼、南辕北辙,却得意洋洋,自以为走在迈向成功的康庄大道上;有时,胜利就在眼前,他们却犹疑彷徨,想悬崖勒马、改弦更张!有时他们虽获成功,但付出代价太大,损人损己!评估给他们一个机会来检视自己行为带来的影响,检视自己行为取得的成绩和产生的遗憾。

评估需要综合考虑当事人行为的积极意义和消极意义。行为的积极意义既可以是有形的,如获得了好成绩,进入了好学校,赚到了钱,得到了很多的关爱,身体得到休息等,也可以是无形的,如内心获得某种掌控感、安全感、价值感和存在感等。同样的,行为的消极意义既可以是有形的,如成绩落后、人际冲突、失去了友谊、身体疲惫等,也可以是无形的,如失去了尊严,失去对他人的信任感、不安全感增加,自信心受挫,自我价值感下降,自我鄙视等。

评估还需要考察当事人的行为对身边他人生活的影响。我们的行为不但影响着自己也影响着他人。我们的命运和他人的命运常紧密地联系在一起,所以我们对他人的影响经常反过来再次影响我们自己。因此,考察我们自身行为对他人生活的影响,有助于我们在更广阔地视野下审视问题,发现问题的解决之道。例如,一名女生来咨询人际交往问题。咨询中,女生透露自己的父亲一直教育她在人际相处中"要把握主动权","要控制他人,否则就要被人控制"。于是,女生在和同学相处中,努力控制他人,屡遭挫折,百折不回,痛苦不堪。咨询中,咨询师和女生认真讨论了自己行为对他人的影响,女生震惊。在后来的生活中,女生减少了对控制他人的追求,人际冲突明显减少。

2.3 帮助当事人改进行为方式

对于有些当事人来说，评估即可让他们幡然醒悟。但是，对于其他很多当事人来说，单单评估是不够的，心理咨询还需要帮助他们根据评估的结果改进自己的行为方式。否则，他们可能行为依旧。行为依旧，困扰自依旧。当事人对于行为的改进，有三种类型，具体如下：

聚焦于症状现实的应对

当事人的现实挑战常常引发他们身体、心理的不适。他们常感到自己疲惫、紧张、焦虑、愤怒、抑郁、悲伤、无助等。为了摆脱不适，一些人出现行为异常，如反复地洗手，不敢上课，终日游戏，暴饮暴食等。当事人的身体心理状态及其诱发的异常行为，形成了一种新的现实——症状现实。症状现实影响了他们的生活质量，令他们更加不快，对他们的生活形成新的挑战。

当事人的注意力经常集中在症状现实的改变上。很多当事人，直接来寻求症状现实的改变。他们希望有某种即时的方法让自己的紧张水平、焦虑水平、愤怒水平、悲伤水平等能够降下来。他们亦希望有某种方法让自己的异常行为得到控制，如不再去反复洗手、暴饮暴食等。咨询师可以尊重当事人的意见，从这个方向努力。

咨询中旨在改变症状现实的方法，有两种基本类型：

其一，顺向策略。这种策略，顺应当事人的即时期待，直接减轻、打断他们的不适感觉，减少、降低他们的不良行为。生活中，很多人在心情不好或者异常行为将现之际，去运动，去购物，去和朋友聚会、说话，就是这种策略。咨询中，我们也可和当事人一起研究、开发这样的策略。

例如，一名男生喜欢网络游戏而学校正门对面就是网吧，经常一经过校门就禁不住穿过马路进入网吧。男生来寻求心理咨询，咨询师建议男生当经过校门想去网吧时，先闭上眼睛，从头数到十。当数到十的时候，如果想去就去，如果不想去就回到校园。男生凭借此招成功管理了自己的网络游戏成瘾。

其二，逆向策略。这种策略，背逆当事人的即时期待，主动增强、加重他们的不适感觉，增加、夸大他们的不良行为。如果当事人害怕焦虑，就问问自己，"今天我怎样做，才能让自己更焦虑？"然后逼真地想象，以获取焦虑感。如果害怕自己在他人面前脸红，就告诉自己："我要脸更红一些！"如果想克服自己反复洗手的习惯，就命令自己比平时洗手更多一些。

逆向策略在心理咨询中最早由意义疗法创建者弗兰克尔提出。弗兰克尔将之称为"矛盾意向法"。弗兰克尔指出，人们经常出现的一种情况是"预期焦虑"。即如果一个人害怕什么东西，到时候就真的害怕了。例如一个人面对许多人时，害怕自己会脸红，结果真的脸红了。但是，如果一个人强烈地意图什么东西，反而会使愿望落空。如果一个男人愈是想要表现其性能力，则他们愈是不能成功。因为人所预期的害怕会变成真的，而人过分想要得到的却反而得不到，意义疗法就发展出一种称作"矛盾取向法"的技术。此法是使畏惧症的病人故意去要他所害怕的东西,甚至只一刹那也好。

聚焦于日常生活的充实

世间万物,皆在不断改变。我们的各种躯体感觉、思维观念、欲望情感亦如是,它们都会按照自己的节拍生成、发展、变化、消逝。烦恼中的人们经常忘了这一点,以为自己的某种不适状态不应发生,不应长存。他们排斥它们,期望它们即刻消逝。在不自觉中,他们对症状投注了太多的关注,干扰了感觉、思维、欲望、情感等的自然流动,从而维系甚至加重了症状。关于此,森田正马(1927)指出:神经质的症状,是人们出自某一动机,指向某种事实,而由于注意的集中与倾注,经由自我暗示,病态固定下来的产物。例如,有的人经常沉溺于痛苦的回忆之中,悔恨不已,但心里又想消除这种痛苦的惋惜和悔恨,这样其实是想把不可能的事变为可能,并因此陷入欲罢不能的精神内部冲突之中。再如,有的学生在学习时不自觉地注意到邻座同学的存在,很不舒服。于是,他们奋力抗拒,坚决不让杂念出现,这实际上是把注意力集中到杂念上,会更加意识到杂念的存在,最终对学习更加造成障碍。

这个时候,人们可忍受痛苦,顺其自然,为所当为,聚焦于日常生活的充实。也就是说,他们无论感到怎样痛苦,都努力投入到实际生活中去,投入外面的世界。这要求他们放松心情带着症状逐渐去做自己认为很难做的事情,有时甚至是逼迫自己去做。当他们一边忍受着痛苦,一边做应该做的事,常在在不知不觉中改变,将不适遗忘。David K. Reynolds

(2000)指出,许多人固执地认为自己有神经症状,什么工作也不能干。但是,事实上他们是能适应工作的。各种心理症状,一旦入侵注意范围,即会干扰我们的日常行动,就会表现出来。如果我们能包容它们,不介意它们,再把注意力重新集中到积极的、建设性活动之上,这些症状就会消失。要达到这一点,人们需要着意对周围环境给予更多的关注。当我们对日常生活,对身外的世界注意越多,我们就能发现越来越多的事情需要做,我们也就越能采取积极的行动。具体来说,对于那些对往事不能释怀的人,就不要强行忘怀,而是包容自己,带着这种思绪,积极地去做日常生活中需要做的工作,这样就会在不知不觉中使这种思绪逐渐淡薄以致彻底消失。即使不能完全消失,也不会再严重地牵动我们的感情了。这样,感情的波动就会随着时间的流逝而逐渐平息(高良武久,1989)。

聚焦于生活难题的应对

有些当事人出现症状,就是因为他们的生活遭遇难题,这些难题制造了症状。一旦生活难题解决,症状自然缓解,乃至消失。如果抛开生活难题去处理症状,这是舍本求末,是扬汤止沸。这样,树欲静而风不止,当事人的症状不会发生改变。在咨询实践中,我们经常发现一些人之所以出现强迫症状(怪异行为和怪异念头),只是因为生活节奏紊乱所带来的身心疲惫和紧张。如果这时他们能视强迫症为朋友,为自己身心疲惫和紧张的信号。当强迫症到来的时候,放慢脚步,整理生活,很可能他们的生活质量改善,强迫症状也大大缓解乃至消失。

对于生活难题的应对，当事人有两种基本的处理方向：

其一，继续坚持原来的处理方向，只在具体的方法上做调整。如果当事人之前是与现实抗争，那么现在继续与现实抗争；如果当事人之前努力接受现实，那么现在继续努力接受现实；如果当事人之前努力躲避现实，那么现在继续努力躲避现实。他们要的只是一些小的策略变化。

例如，一名博士生论文写作困难，非常焦虑，前来咨询。结果讨论，咨询师发现同学在论文前言的撰写上花费太多的时间，数月还没有修改完成。咨询师建议同学停止前言的修改，直接进入论文的其他部分(如实验、结果和讨论)的撰写，先把全文的架子搭出来，在形成全文的初稿后，再整体修改润色。同学听从了咨询师的建议，在一个月里完成了论文的初稿。最后，论文成功在国际刊物发表。

其二，调整问题处理的方向，对解决问题的思路上做颠覆式的改变。这是一种处事风格的改变。改变的方向，因人因事而异。这样，如果当事人之前是努力与现实抗争，那么他可能变为努力接受现实，或躲避现实；如果当事人之前是努力接受现实，那么现在可能变为与现实抗争，或躲避现实；如果当事人之前是努力躲避现实，那么现在可能为与现实抗争，或接受现实。

例如，一名女博士，恋爱不顺，不断遭受母亲的催婚，很郁闷。咨询之前，女生期望母亲能够改变态度，理解接受自己，但屡试屡败。咨询之后，女生放弃改变母亲的企图，在和母亲交流婚恋议题的时候无厘头，如告诉母亲"明天就给其带来一个高富帅，请妈妈备好酒席"。慢慢地，女生母亲不再和女生讨论情感问题,女生也开心了。

问题处理方向的改变是一种处事风格的改变,是一种颠覆式的改变。它对当事人的勇气要求很高。世间没有一种方法确保成功,但是颠覆式改变的失败却可能重伤一个人的自信心。因此,这种改变需要小的步子,从细节入手,具体明确,一点点地试错、调整。这样做,即使受挫,当事人付出的努力不多,失败的代价小,当事人也更容易承受。其外,因为是小的步子,操作性强,行为受挫,咨询师也可以再次和当事人一起调整,为成功保留机会。

例如,一个女生很抑郁,其在和男朋友的相处中,很少有发言权,绝大部分的事情都是男朋友说了算。她很能忍耐,但是忍了一段时间后就郁闷、伤心,最后爆发冲突。咨询师建议同学改变行为战略,从接受现实转为与现实抗争,具体为:(1)当和男友一起去饭店的时候,男友可以决定去哪个饭店,但是对男友说希望下次自己说了算;(2)两人亲密的时候,自己提个性化的要求。1周后女生反馈,男友完全拒绝了自己的要求;男友拒绝在饭店选择上商量、妥协;至于请男友在亲密时增加前面时间的提议更遭到男友的断然拒绝。改变还当继续吗? 咨询师和当事人商量了新的方案:(1)自己在点菜的时候,一定点一道自己喜欢而无须考虑男友意见的菜,并和男友说清楚,他不喜欢可以不吃;(2)亲密的时候,请男友亲吻自己身体某一部位。几周后,女生来见咨询师。女生报告新的做法生效了,而且男友在许多事情上开始主动征求自己的意见。后来,女生开始大胆拒绝男友的一些提议(如去哪家餐馆吃饭),男友平静接受。女生收获了成功的喜悦,勇气增加,自信增强。

需要指出的是,当事人的行为改变常反复。咨询中,我们经常可以看到当事人在取得一些进展时,放松警惕,旧态复萌。一些当事人不能原谅自己的反复,自责、自暴、自弃。此时,咨询师要让当事人看到自己取得的进步,明白自己的反复是人之常情,鼓励他们不忘初心,继续前行。同时,为了防止再次犯错,我们也可鼓励当事人将自己的计划告诉信任的人,争取他们的支持,提请他们监督。

例如,一个男生被父母带来咨询。男生沉溺网络游戏,父母屡次教育,自己屡次承诺,但游戏依然如故。咨询师询问男生的戒除方法,男生报告自己的做法是忍住几天完全不碰,只是后来禁不住诱惑又去碰,结果再次坠入其中。咨询以后,同学的目标没有改变,依然是戒除网瘾,但是方法变了:他变为周一、周三和周五游戏一个小时,并在每次游戏前短信告知父母,完了之后再短信告知父母自己玩好了。如果某天玩得超过一小时,那么他也无需责怪自己,只需在下一次本预留玩游戏的时间不玩即可。借此,他成功摆脱网瘾。

3   小结

从行动维度看,心理咨询可以从帮助当事人建立建设性的自我认识和建设性的行为方式着手。人的自我认识和行为方式是一个有机统一,二者紧密相连。

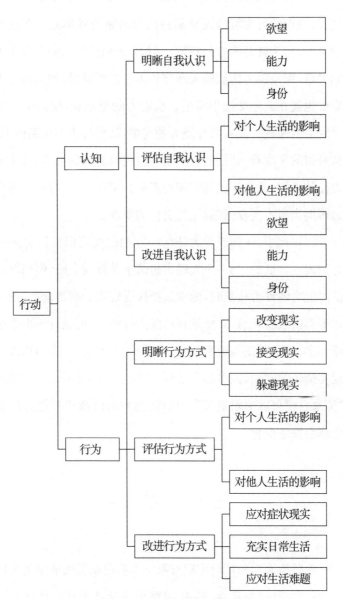

图 3.2　行动维度技术要素图

人们做出某种行为总是基于某种自我认知。从欲望的角度看，他们的行为可以说是某种欲望的驱使做出的。在这个意义上，行为就是欲望的满足。例如，人们为什么会去改善人际关系，那是因为他们的人际交往需求需要满足，他们的权力需要也要在人际交往中实现。从能力的角度看，他们的行为是能力的展现。没有某种能力的支撑，某种行为不可能做出。从身份的角度看，他们的行为也可以说是身份的要求，或出于责任的承担，或出于权利实现的需要。例如，一个咨询师尽全力帮助当事人改变，那就是其责任的要求。

在咨询中，认知或行为任何一方的改变可以促进另外一方的改变。例如，当一个人竭力想追求某种安全感，但同时自己对能力的评价较低时，他常选择接受现实。在咨询后，他一旦不再追求安全感，并感觉自己能力较强，他可能就不再去接受现实，而是试图与现实抗争。从行为角度看，当人们积极与现实抗争的时候，他可能会看到"帝国主义都是纸老虎"，发现"原来自己可以追求更多"。这样，他对自己欲望和能力的感觉都会发生变化。

第三节 参 照

参照指人们的社会比较对象。人们在现实生活中定义自己的社会特征（如能力、观点、身体健康状况等）时，往往是通过和周围他人的进行比较，在一种比较性的社会环境中获得其意义,而不是根据纯粹客观的标准来定义。Festinger (1954)把这种现象称之为社会比较。Festinger(1954)认为,当个人面临模糊的社会情境时,他将尝试与别人作比较来减轻其所经历的不确定感。人都有对自己的能力和观点自我评估的驱力,这也形成了社会比较的动机。物理比较与社会比较是个人比较的两种基本模式,当欠缺客观的物理比较基础时,个人会倾向以社会比较作为参照的标准,而且在比较的过程中,相似的他人最容易被当作比较的对象(黎琳,2005)。

参照可以分为基点参照和目标参照两种。其中,那些与当事人背景相似、接触频繁(或曾经如此)的生命即为他们的基点参照;而那些当事人钦佩的,在某方面品质卓著的生命即为他们的目标参照。例如,一个男生,他可能将自己的成绩和同班同学比较,将自己的长相和某个球星比较……在这里,同班同学、球星都是比较对象,但意义是不同的:同班同学和自己背景相似、交流频繁,是他们的基点参照;而球星与自己的生活交集很小、交流亦少,但为当事人欣赏,是他们的目标参照。基点参照和目标参照的联合作用,影响着当事人的思考、判断和决策。

很多人都同时拥有很多基点参照和目标参照。我们每一个人都生活在一个大系统里,和许多生命交流接触,这样就形成了很多不同的参照。例如,对于一名大学生而言,他的同班同学就是他的基点参照,他的高中同学也是他的基点参照,他的兄弟姐妹也是他的基点参照……目标参照也一样,对于一名大学生而言,他喜欢的歌星、影星、富豪和科学家都是他的目标参照。每一种基点参照和目标参照在人们的思维、判断和决策中都发挥着大小不一的作用。对于上面的大学生：在基点参照里，他可能更多地受到同班同学的影响；而在目标参照里，他可能更多地受到某位科学家的影响。

1　基点参照

前面提到，我们在思考、判断和决策中常受到基点参照的影响。在心理咨询中，我们可以充分利用这一点来帮助当事人走出困扰。基点参照的典型例子是焦点解决中经常运用的正常化技术，该技术通过在他人身上找到当事人遇到的遗憾，让当事人意识到自己的遗憾具有某种普遍性而让其释怀。但是，基点参照的作用绝不止于此，总起来看，它可以从以下三个方面来运用。

1.1　探讨基点参照的发展状况

我们困扰的很重要原因就是我们不能正确认识自我。生命如歌，白驹过隙。不管人愿不愿意，生命都只是过程。在生命的过程中，我们不停地评估，评估自己行为的对与错，评估自己欲望的多与少，评估形势的乐观与悲观……这种评估通常并不准确，不准确的评估让我们困扰。这个时候，他山之石，可以攻玉。我们可以通过探讨基点参照的发展状况来更好地评估自己的发展状况，调整自己的思想和行为，从而战胜自我、自在生活。

发现基点参照与自己相似的地方

有时，当事人觉得自己的境况非常严峻，看不到走出的希望，感到孤单寂寞、失落忧伤。这个时候，心理咨询若挖掘出一个基点参照，和当事人的境况相似，常让当事人觉得不再孤单，进而鼓起勇气，接纳现实。

例如一个女博士，论文没有着落，非常担心自己的未来。不久前，一个同实验室的同学跳楼自杀，自己更觉得前途灰暗，感觉死神在校内某栋高楼上向自己招手。当咨询师向其介绍学校里很多博士生的处境与自己相近的时候，同学瞪大了眼睛，问咨询师："这是真的吗？"咨询师建议女生去网上论坛了解学校里其他博士生的生存状况。第二次来咨询，同学状态明显好转，因为她觉得自己不再特别。

挖掘基点参照比自己落后的地方

有时候，我们困扰是因为我们觉得自己的境况很悲惨，觉得生活亏待了我们。这个时候，挖掘出一个基点参照比我们的状况更加糟糕，我们将感受到我们的幸运，感受到生活对我的眷顾。这样，我们将生出感恩之情，知足之情，我们的心也自然平静下来。

例如，一个女老师自述很不开心，因为孩子即将去国外读书，先生工作忙，和自己交流很少，觉得生活很苦。这个时候，朋友提及身边的一位大牌教授的孩子发展的不如意对这个大牌教授的打击，女老师感受到自己的幸运，振作起来，积极生活,脸上也绽开笑容。

发现基点参照比自己领先的地方

有时,我们困扰,是因为我们心存傲慢,觉得自己比别人优越,比别人伟大。但是,尺有所短,寸有所长。每个人都有自己的优点和不足。咨询中,我们挖掘发现出基点参照比自己领先的地方,常令我们收起我们的傲慢与偏见,从而带来人际关系的积极改变。

例如一名大学男生,前来咨询。他的人生态度很积极,但是室友却较消极。男生很爱卫生,每次宿舍检查卫生,都去积极动员室友打扫卫生,争取优秀。但是室友无动于衷,最后只好自己包下所有的活,很委屈,也很愤怒!咨询师指出问题的根源是他看不起室友,男生笑了。当咨询师和男生一起研究室友的优点,同学更加释怀。

1.2　正确对待基点参照的观点

人的思想常常受到他人思想的影响。有时候,我们认为自己聪明,只是因为周围人说我们聪明,有时候我们觉得我们自己笨,只是因为周围人觉得我们笨……我们对问题的看法无时不刻不受到他人思想的影响。在心理咨询中我们可以充分利用这一点,帮助当事人战胜自我、自在生活,具体如下:

邀请基点参照的观点

有时候,当事人之所以痛苦,是因为其完全沉浸在自己的思维逻辑中。这个时候，如果我们能跳出来，邀请别人参与到自己的问题中来，常能给当事人带来启发，甚至震撼。观察一件事情，总有不同的角度。一个人的智慧亦有局限，邀请他人一起来分析研究自己的问题，纵使不能解决问题，至少也拓宽了思路，为问题的解决带来机会。

例如，一名女生，常忧郁，来寻求咨询。咨询中，女生透露一直觉得自己和高中某男老师有不正当的关系，并觉得班上的同学都知道。但是，咨询师根据种种细节判断这可能是女生的臆想。于是，咨询师建议女生给高中闺蜜写信询问此事。闺蜜回信，说没有这回事，且全班同学都不认为有这样的事情。女生释然。

扬弃基点参照的观点

有时候，当事人很困惑，很需要倾听他人的意见。实际上，他们并不缺乏别人的意见，但是他们并没有认真思考这些意见。现在，他们要做的只是认真对待这些意见。对于他人的意见，有两种基本的对待方式：

其一，采纳他人的意见。例如，一名女士心怀愧疚，因为母亲为了带自己的孩子，积劳成疾，母亲也经常抱怨这件事。她和朋友诉说此事。朋友指出，父母的恩情是下辈永远无法还清的。大自然的规律就是上一代全力协助下一代的生存、发展，外公外婆对母亲的恩情也是母亲永远无法还清的。所以，"一代欠一代，你赖我也赖"。女士高度认同，摆脱了困扰。

其二，拒绝他人的意见。在一次聚会上，一位企业老板对一名大学教师表示同情,说大学教师收入少,清贫等。但是,大学教师经过分析后,觉得自己追求的是知识的乐趣,对生活的要求不高,企业老板的所谓同情本质上是一种炫耀。经过这样的思考,大学教师内心恬淡而平静。

屏蔽基点参照的观点

有时候,我们已经有了自己的决定。此时,他人的意见只会让我们心烦,我们要做的就是坚持自己心中的理想,坚持自己的追求,屏蔽他人的意见。

例如,一个男研究生遇见一个女生,相处后非常喜欢,开始谈婚论嫁。这个时候,另一名男士出现。他打电话给男生,说自己曾经与女生同居且女生曾因此堕胎,并且双方的一些共同朋友都知道。于是,男生向女生求证。女生也承认了。这个时候,男生天旋地转,不知道如何是好,但是在内心依然希望和女生在一起。男生痛苦,寻求心理咨询。咨询师对男生说:"君子和而不同"。你可以和过去的朋友相处,但不能苛求朋友和你的观点一致。但是如果朋友不尊重你,那么放弃这样的朋友也不足惜。男生感动、释然、坚强。

1.3 管理与基点参照间的交流

一个人常常有很多人际交往对象。从某种意义上说,他们都是一个个基点参照。不管愿不愿意,他们都会在不知不觉中对我们产生影响。有时这些影响是积极的,与一些人在一起,我们感到放松、振奋、进步;有时这些影响是消极的,与一些人在一起，我们感到紧张、压抑、堕落。生命的本义是追求无目的的向上。我们本然地希望人际交往能促进我们的进步，让我们放松、振奋，这就要求我们管理与人的交往，服务我们的成长。具体如下：

激励当事人增加与促进个人发展者的交往

有时，当事人非常清楚和哪些人交往，能够让自己开心、振奋、进步，但仍然裹足不前。他们害怕他人不理睬自己，害怕给他人添麻烦，期望他人来主动找自己等。这个时候，心理咨询可以认真讨论交往的必要性，帮助他们消除顾虑，协助他们制订时间表，激励其主动出击，走近他人。很多时候，一旦当事人主动出击，他们的困扰立解。

激励当事人减少与妨碍个人发展者的交往

有时，当事人非常清楚和哪些人交往，会令他们紧张、压抑、颓废。但是，由于种种原因，他们仍然与其纠缠在一起。这些原因包括碍于情面不好意思，幻想对方改变，希望获得陪伴等。这个时候，心理咨询可以和他们认真讨论与这些人交往（或过密交往）的危害与不必要性，消除他们的顾虑，激发他们的决心。同时，要和当事人一起讨论明确的行动方案，做到既远离这些人但又不伤害这些人。

激励当事人调整与妨碍个人发展者的沟通

有时，当事人清楚知道自己非常不喜欢一些人，但是由于客观的原因,他们不得不与其交往。很多人由此陷入抱怨,抱怨对方的不是,抱怨自己的不幸。但是,抱怨从来不会带来积极的改变,它只是让自己的心情变糟。这个时候,心理咨询可以和当事人讨论通过改变与他人相处的方式,降低乃至消除对方对自己的影响。俗话说,一个巴掌拍不响。他人之所以能以一种方式不断地影响自己,让自己不开心,那是因为当事人一直用同一种方式回应,有力地配合了对方,支撑了对方,强化了对方。很多时候,如果当事人能准确勾勒出双方的互动模式,那么就可以改变这种模式。

例如,一名女生前来咨询。女生自述从前自己是一个活泼开朗的人。后来与一位很忧郁的女生同宿舍。室友经常向她吐槽内心的不快,女生努力开导她。很不幸,室友的情绪没有任何改变,女生自己倒慢慢变得忧郁起来。因为女生换宿舍不方便只能留在现在的宿舍,所以非常痛苦。咨询师在认真听完后,建议女生管理和室友的交流方式。具体为:在室友心情平静的时候,建议室友去校咨询中心咨询;在室友抑郁,向自己吐槽的时候,停止拯救的企图,只是听听。听完一段时间后,主动转移话题,或者去做自己的事情。凭此,女生摆脱了困扰。在这个案例里,当事人的拯救努力刺激了室友的诉说愿望。拯救的失败制造了当事人的挫败感,挫败感诱发了当事人的失落。

2 目标参照

目标参照对当事人的思考、判断和决策拥有巨大的影响力。

毛泽东说,榜样的作用是无穷的。这里的榜样就是目标参照。我们人生的很多重大决定,都有目标参照的踪影。例如,我们选择进入某所大学,可能只是因为某位名人是该校的毕业生;我们选择某个专业,可能只是因为我们的优秀学长就读了那个专业并发展良好;我们选择去某地就业,可能只是因为某位白手起家的商业巨子从那里起步……这方面的例子比比皆是,不胜枚举。

心理咨询也可有效地利用目标参照帮助当事人摆脱困扰,具体方法如下:

2.1 选择确立合适的目标参照

利用目标参照,首先要选择确立一个合适的目标参照。否则,就无所谓利用目标参照。那么,如何选择确立合适的目标参照呢?

挖掘合适的目标参照

有时候,当事人心中有非常好的目标参照,但是他们没有善加利用,致使它们未能发挥应有的作用。此时,咨询师的职责就是协助当事人将目标参照挖掘、利用。

例如一个男生,游戏成瘾,很多门功课不及格,到了退学的边缘。在老师的介绍下,他和父母亲一起来心理咨询。在咨询中,男生提到自己有些功课确实不太懂,很痛苦,所以去网络寻找安慰。同学提到学院给班上学生配备了很强的助教,有问题可以问助教,助教会非常认真地解答。可是,助教是自己过去高中的同学(男生因为成绩不好曾休学一年),之前两人成绩差不多，现在相距甚远，觉得向他请教很不好意思。咨询师询问男生平时佩服的人是谁，并指出其佩服的人一个非常重要的品质就是忍辱负重，敢于承担，现在是男生向他学习忍辱负重的时候了。男生认同。后面，男生课业上遇到困难，勇敢地请教助教。不出意外，男生的成绩提高了，游戏也得到了很好的管理。

推荐合适的目标参照

有时候，当事人并没有找到合适的目标参照来帮助自己。这就需要咨询师针对当事人的问题和咨询师本人的知识储备，为他们推荐合适的目标参照。

例如，一名博士男，苦苦思考人生的意义。为了寻求人生的意义，男博士看了很多的佛经，但无法舍弃世俗的生活。男博士也曾去皈依天主教，并且参加了专门的洗礼，但还是最终退出，因为他不愿意严格地约束自己，也不能接受天主教的某些教义。男博士过去接受的教育是"吃得苦中苦，方为人上人。"但是经历了很多事以后，他不再相信这个理念。他希望为将来奋斗，但也希望有花前月下的生活。他的心中充满矛盾、困惑不已。咨询师想了想，向其讲述了管仲的故事，介绍了管仲一边享受，一边奋斗的生活风格。男博士很开心，他觉得管仲整合了自己的思想与情感，决心向管仲学习。

摒弃过时的目标参照

有时候，当事人之所以困扰，是因为他们追随了过时的目标参照。此时,咨询师需要帮助当事人摆脱过时目标参照的束缚。唯此,当事人方获自由。

例如,一个女生,自小父母亲对她的学习就抓的很紧。女生有一个表哥读书非常好,现于美国某名校攻读理工科的博士学位。父母经常向女生报告表哥在美国的学习生活状况,激励女生好好学习,以后向他一样赴美国留学。可是女生进入大学后,明显感到自己不喜欢科研工作,在人际交往、组织活动等方面倒是体会到巨大的乐趣。女生由此感到困惑、压抑。咨询师与女生讨论,鼓励其走自己的路,不再向表哥学习。同时,女生也要感谢表哥这个榜样帮助自己在过去的日子好好学习,让自己考入现在的大学。咨询过后,女生长舒一口气。

2.2 考察目标参照的发展历程

很多时候,单单帮助当事人选择确立目标参照是不够的,咨询还需要和他们讨论如何有效利用这些目标参照。在利用这些参照的时候,考察这些目标参照的发展历程常给当事人安慰和启发。否则,当事人情况依旧。

目标参照的发展历程具有非常丰富的内容,心理咨询可以从以下三个方面入手:

回顾目标参照经历的考验

当事人在困扰时,经常会觉得自己经历的考验是世界上最严峻的考验,自己是世界上最不幸的人。此时,咨询师和当事人回顾目标参照经历过的考验,常常让当事人获得安慰。因为目标参照经常取得比当事人大得多的成就,而那些大得多的成就经常从比当事人大得多的考验中来。所谓"梅花香自苦寒来",说的就是这个道理。对比目标参照,当事人会更加合理化自己的考验,接纳当下的考验,从而直面生活的挑战。

借鉴目标参照的应对策略

目标参照面对考验,经常采取某种应对策略,如跑步、读书、求助等。这种应对策略很好地帮助了目标参照,当然也可能会很好地帮助当事人。当事人常与目标参照具有相同或相似的价值观,并为当事人钦佩。因此,当事人很愿意站在巨人的肩膀上,解决自身的问题。虽然目标参照的具体方法,当事人可能没办法完全拷贝,但是他们可以吸取目标参照问题处理的大体方向,进行创造性转化。

学习目标参照展现的品质

沧海横流,方见英雄本色。当事人常常欣赏目标参照的成就与品格。从某种意义上说,是目标参照的某种优秀的品质帮助目标参照克服重重困难,经受种种考验。困难时分,也是学习时分。孙悟空不也是经历炼丹炉的洗礼才练就了火眼金睛的吗?有的目标参照幽默,有的目标参照勇敢,有的目标参照冷静,这些无疑都有助于目标参照取得成功。当事人学习这些品质也将有助于当事人的成功。

成就自己的德性,本身就具有终极意义。古人说,人生在世,追求不朽。不朽有三法,立功、立德、立言。另外,很多问题,之所以是问题,是因为当事人的修炼不够,一旦修炼提高,问题根本就不是问题。前面提到,当事人困扰是因为他们内心贪婪和怨恨等执著的力量太强。如果当事人能学习目标参照身上的恬淡和宽容等品质,从而削弱贪婪和怨恨等执著的力量,困扰自解。

2.3 借鉴目标参照的生活观念

我们还可以借鉴目标参照的生活观念。实际上,我们经常坚守的理念背后都有目标参照的踪影。例如,一个女孩,相信"做的好不如嫁的好",可能就源于她的一位朋友嫁了一个好人家而彻底改变了自己的命运。理念和人物原型常浑然一体,不可分割。这在宗教中表现尤为明显——基督教徒们是不可以把耶稣的形象和基督教的教义割裂开来的。

目标参照的生活观念可以给当事人以帮助。生活中,我们常基于某种观念对我们的经验进行组织、加工。我们的困扰常常因为我们不能对我们的经验进行有效加工,以致看不到问题解决的方向。这时,如果我们能够秉持一个有效的理念,我们可能觉得问题根本不是问题,或者问题的解决之道就在身边。目标参照的生活观念是目标参照经受考验,取得成就的重要原因。学习它们,很可能可以帮助当事人再获成功。

对于目标参照的生活观念,我们可以采取以下三种运用:

直接使用

对于目标参照的生活观念,有些可以直接拿来使用。人生重大的考验很多时候是相似的。当事人的困惑也是目标参照曾经的困惑,目标参照的领悟亦可帮助当事人领悟。生活中,有很多名人名言温暖人心,如"天若有情天亦老,人间正道是沧桑","那不能致死的,将使我更加坚强","完成比完美重要"以及"理想总要有的,万一实现了呢"等。心理咨询可以直接用它们来帮助当事人。

例如,一名高中男生,某一天突然想到大家都要死去,父母亲要死去,自己也要死去。因为所有人都要死去,男生顿感生命没有意义,为此他整日郁郁寡欢,无心学习。他陷入痛苦的思考,想出"灵魂不死",这给自己以安慰。但是,在网论坛上和人讨论,很多人不同意灵魂不死,男生又陷入茫然。咨询师认为男生的问题是典型的死亡恐惧问题,这是一个古老的问题,许多智者都曾对此作答。咨询师想到了古希腊哲学家伊壁鸠鲁关于死亡的观点,推荐给男生:(1)灵魂不死;(2)人们不知道自己刚出生时发生的事情,但是一定有事情发生。同样的,人们尽管不知道死后发生的事情,但死后也有一个自动的程序启动。因此,人们无需猜测死后的事情;(3)生命的意义就是履行好自己的使命,拿好接力棒,把生命传递下去。实际上,自己的身上有爷爷奶奶的讯息,自己的子孙身上也会有自己的讯息。永生就此实现。交谈之后,男生心放下,而后全身心地投入到学习中去。

重新诠释

对于目标参照的生活观念,有些我们需要进行重新诠释。这些观念非常有名,但是对它们的理解则大相径庭。在中国,这种情况非常普遍,例如,"道可道,非常道","为学日益,为道日损",这些句子在中国近乎家喻户晓,但是什么意思,可谓仁者见仁,智者见智。这些涵义朦胧的句子给我们提供了巨大的诠释空间,我们可以根据当事人的情况对其展开自由诠释。

例如,"摸石头过河"在中国是一句名言,然而它的涵义却幽晦不明。

在一名大四女生的个案中,咨询师引用了"摸石头过河"的比喻。该女生自述充满问题,非常迷茫。女生首先谈到自己她整个大学四年都和寝室同学的关系冷淡,没有朋友,很孤单。后来,自己去新加坡游学,在那里认识一个富二代男生。男生不读书,很会玩,两人相处很好,成为"准恋爱关系"。后来,女生回国,两人分手。现在女生又很孤单,很想有个朋友陪伴。生活中,也有一个比自己小的男生在追求自己,但自己希望交往能有一个结果,而自己马上出国,和该男生走近不可能有结果。咨询师说,人生就是摸石头过河,需要结果和过程的平衡。有时,我们需要从过程中找安慰,有时我们需要从结果中找安慰。同学听了很兴奋,说自己大一的时候,同学关系不好,于是拼命学习。结果成绩很好,自己很开心;和富二代,结果不好,但是过程很好,很开心,现在还想念富二代……女生决定和男生交往,享受过程的乐趣。

在另外一个个案,咨询师又引用了"摸石头过河"这个理念。一位大学男生,爱思考,喜爱想人生的道理。同时,男生对自己要求很高,爱学习,计划订得极其细致。也因为极其细致,所以经常无法完成,为此自己很自责。来咨询的时候,同学带了一个笔记本,密密麻麻地写了很多自己的问题,期待老师解答。当咨询师说的时候,同学认真地记。咨询师想到了"摸石头过河",建议同学多注意体会现实的生活,不要停留在思考之中。咨询师建议同学烧掉笔记本,同学震惊,觉得是一个办法,但是并不想采纳。同学想到了理论联系实际的问题。咨询师说理论都是朦胧的,实践是无限丰富的,实践是第一的。同学很兴奋,说自己过去一直试图通过丰富理论、深入思考解决生活问题,这样人生即无问题。老师提到深入思考的价值是有限的。比如,小区老头下棋,想了 30 分钟还是臭棋;职业选手想 1 分钟就是妙棋。所以不要投入太多的时间思考,学习以后,水平上去了,决策质量就高了。同学觉得醍醐灌顶,不虚此行。

放弃使用

我们亦可放弃某些生活观念实现解脱,因为有时候当事人的问题就是由于这些不合理的信念造成的。这些信念曾经在当事人的成长中给人很大的帮助,但是岁月流逝,它们不再切合事宜,让当事人痛苦,剔除它们可让当事人解脱。

例如,一个男生,很痛苦,他信奉尼采的理念——只有成为超人才能实现自由,实现解脱。于是努力要求自己,努力让自己各方面都优秀。因为努力，所以男生取得了很多成就。但是现在，男生感到自己非常疲惫，也不可能各方面优秀了。为此，男生很痛苦。咨询师指出尼采哲学的不足，指出人不可能成为超人，尼采自己也没有。生命的意义是做自己，实现自己内心的梦想，眼睛总盯着别人必然导致个人方向的迷失。在咨询师的说服下，男生放弃了尼采的超人哲学。放弃了尼采哲学，男生心亦解脱。

有时，某些观念非常强大。这时，我们可以和当事人讨论以下三个问题：

谁在灌输？

理念灌输者的可信度常可质疑。如果我们怀疑观念的灌输者，那么观念本身我们常常跟着怀疑起来。举例来说，今日中国心理咨询很热，很多专家、学者和领导都喜欢对心理咨询指点江山。但是如果他没有任何心理咨询的从业经验，也没有相关的学科背景，那么纵使他地位显赫、事业辉煌、聪明睿智，讲起话来大气磅礴、口若悬河，我们也可将他关于心理咨询的观点屏蔽。因为心理咨询是实践之学，关于它的任何洞见均需要艰辛的努力。

谁在获益？

在庄子看来，很多观点之争的实质是利益之争。任何一种观点都会让一部分人获益，而可以获益的那一方自会全力宣传该观点。洞悉这一点常让人彻悟。例如，很多单位的领导都喜欢宣传一种观点——成绩是集体的，不要强调个人。这种观点，谁可以获益呢？是领导，因为领导代表着集体。对于个人的强调会使得那些优秀员工的风采盖住平庸领导的光辉。而下属说"成绩是集体的"，从某种意义上说，也是在对领导表达一种臣服。

谁在受伤？

几家欢喜几家愁。一种观点让一部分人获益，必使另一部分人受损。很多人的权利就在某种观点的掩护下无声剥夺，而自己毫不知晓。例如，很多孩子的祖父母都教育"孩子要乖"，似乎乖孩子就是好孩子。但是，一个孩子做了祖父母的乖孩子，他们常丢失了玩耍的机会，恶作剧的机会，探索的机会，被关爱的机会，哭闹的机会……而所有这些都是孩子天赋的权利。"孩子要乖"忽视了孩子的权利，让祖父母获益。

当我们和当事人讨论以上三个问题的时候，很多人就此摆脱不适宜观念的束缚。

例如，一位数学系女生，却不喜欢数学喜欢人文社科，并且展现了良好的天赋，为很多人文社科的老师欣赏。而数学，女生学起来非常吃力，要比其他同学付出多得多的努力才能勉强及格。但是，系里的很多老师都告诉她，数学是一切学科的基础，是一切事业成功的前提。她犹豫彷徨，前来寻求心理咨询的帮助。在咨询中，咨询师和她讨论了上述三个问题。女生发现数学系的专业老师说数学的重要性，是由于数学系的老师从中获益（有助于他们自身的专业认同），而自己的个人兴趣被忽视了。由此,女生抛弃"数学是事业成功的前提"这一观念,心情亦放松下来。

3 小结

心理既可以从基点参照着手,也可以从目标参照着手。需要注意的是,基点参照和目标参照经常同时对人产生影响,二者有时相互促进,有时相互抑制。例如,在一个歌迷会中,所有的歌迷都喜欢同一个明星。于是,大家更加狂热。这就是基点参照对目标参照的强化作用。但有时候,在一个大学宿舍里,某位同学喜欢某位大科学家,而室友们都喜欢歌星。于是,该生常陷入迷茫,常怀疑自我。这就是基点参照对目标参照的削弱作用。在心理咨询中,这些情况屡见不鲜,这就要求咨询师需要综合考虑当事人的基点参照和目标参照的状况,整合运用双方的力量,以帮助当事人。

参照通常是一个人物原型,但天人合一、万物有灵,人们也可以用某一自然原型作为参照。例如,中国人向来喜欢梅兰竹菊,认为它们代表了傲、幽、坚、淡的优秀品质。这里,梅、兰、竹、菊就构成了很多人的目标参照。自然的参照也可以做基点参照。例如,很多人将自己比作一棵无人知道的小草。这里,小草就成了他的基点参照。万物有灵,心理咨询自可向对待人物参照那样对待自然参照。

例如,一名女士产后抑郁。去医院求助,医生建议其服用抗抑郁药。但是女士在哺乳期,她害怕药物影响自己孩子

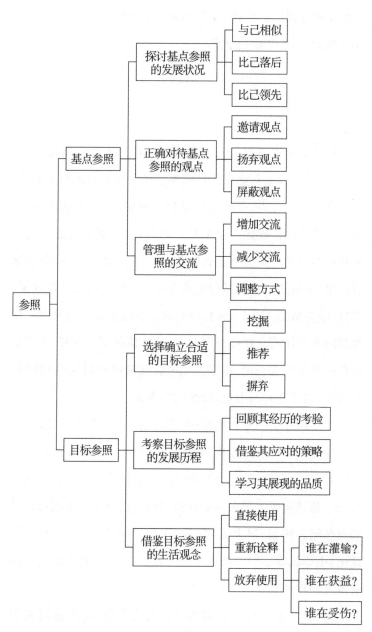

图 3.3　参照维度技术要素图

的健康，所以拒绝了医生的建议。在生活中，她和自己的丈夫
以及公公婆婆都有很多的矛盾，这些矛盾让她很痛苦。后来，
她领悟到对于当前的自己，哺乳孩子是压倒一切的问题，其他
问题都不重要。她开始将自己定位为一只奶牛。当孩子哭泣
的时候，她就对自己说："别哭了，奶牛来了。"她反复对自己这
样暗示，聚焦自己的思维，拒绝思考丈夫和公公婆婆的不是。
慢慢地，她走出了产后抑郁症。在这里，"奶牛"就是她的目标
参照。这个目标参照成功地帮助了她。

第四节　身　体

　　人是身体和思想的统一。我们的身体状态常影响思想情
感。在我们身体状况良好时，我们常感觉自己充满希望；在我
们身体状况欠佳时，我们常怀疑生活的意义。另一方面，我们
的思想情感也影响着我们的身体。当我们心情愉快的时候，
身体的多个部位放松兴奋；当我们焦虑、抑郁、愤怒的时候，身
体的多个部位紧张僵硬。研究揭示我们的很多情绪和记忆都
储存在自己的身体里，它们对我们的生活产生持久的影响
(D. Fontana,1990)。

　　在烦恼之时，我们常常将身体遗忘。我们以为，通过深入
的思考，我们一定可以找到摆脱烦恼的法门。但是，事实上我
们的注意力越来越多地集中于问题烦心的方面。我们不停地
进行自我交谈，如"我该怎么做"，"他们会怎么看我"，"他们在

整我","我要报复"……随着时间的流逝,我们开始感到疲惫,而我们的大脑因为疲惫丧失了灵活性。这时,那些烦恼会自动开始在脑中飞转,对问题的看法也会自动在几个死胡同里兜兜转转,任何其他的思考角度均遭自动排斥。只要我们试着以不同的方式想问题,过去那些令人痛苦的景象就会立即在眼前鲜活闪现,同时还伴随强烈的,令人不安的感受,以至于任何其他的想法都会被驱赶得无影无踪。我们此时的大脑就像在不停地播放着一张老唱片,单曲循环。我们焦虑恐惧,疲惫不堪。

很多人因为过度思考甚至在不知不觉中神经衰弱。突如其来或长时间形成的压力会使他们分泌肾上腺素的神经变得敏感,催生出各种夸张的和令人担忧的症状(例如一些怪异念头、行为以及对某种躯体感觉的过分警惕),进而陷入恐惧——肾上腺素分泌——更加恐惧的恶性循环之中。由于恐惧,更多的肾上腺素被释放出来,进而刺激本已敏感的身体更加紧张,人们由此变得更加恐惧。人们试图抗争或者逃避,但最终他们还是陷入了恶性循环。这个时候,人们对自身各种反应的困惑与恐惧和最初的问题、冲突、悲伤、内疚或羞耻一样成为令其痛苦的根源。甚至,这种困惑与恐惧最后将变成他们最大的问题(Claire Weekes,1962)。

这时,我们当放下思想,照顾身体。佛教说:定生慧。身体安定了,智慧自然到来。很多时候,只有这样我们才能走出困扰。关于此,管子说:"思之而不舍,内困外薄,不早为图,生将巽舍。食莫若无饱,思莫若勿致,节适之齐,彼将自至。"大意为：思虑过度而不休止，就会内心受困，外事迫压，不早设法摆脱，生命就会结束。人们都知道饮食不能过饱的道理，其实思虑也同样不能过度。节制思虑达到最恰当的程度，人自然就会长寿。

在心理咨询中，身体策略的运用有两个基本方向：一为安静，主要指固定自己的四肢，聚焦于自己的身体感受，常见的方式有静坐、深呼吸等；一为运动，主要指活动自己的四肢，聚焦于自己身体与外界的互动，如跑步、打球等。具体详述如下：

1 安静

佛家说，灵台清静，静能生慧，慧能生智。大意为我们本心清静，安静能生出智慧。这里的安静，首先是身体的安静。对于平常人来说，我们很难做到身体躁动而内心安静。我们只有在身体安静下来后，才可以慢慢安静我们的心。现实中，许多人困扰的时候，身体也常躁动不安，二者交互影响。例如，一些人在焦急等待某一消息的时候常来回踱步，而来回踱步常加剧了他内心的紧张。此时，如果能采取措施令身体安静下来，人心也常常跟着安静下来。

常见的身体安静的策略有以下三种：

1.1 深呼吸

深呼吸是一种最常见的安静策略。

我们每个人天生就具备呼吸功能，但存在舒适的和不舒适的呼吸方式。不舒适的方式表现为浅而快的呼吸,这种方式仅仅使用了肺的上半部分,结果吸入过多氧气。我们在跑步赶公交车时,就会发现自己的呼吸属于此种。这种快速呼吸被称为换气过度,是在身体需要用力和遇到应激时的一种正常反应。短暂的快速呼吸并无害处,可持续的快速呼吸会导致身体不适感,引起恐惧反应(M. Davis,2010)。

习惯性的过度呼吸会引起各种障碍,具体如:肌肉颤抖和痉挛(抽筋),呼吸困难,无力和疲劳感,胸部和胃部疼痛不适等。这些反应常常会激起人们强烈的焦虑和恐惧反应,造成更严重的换气过度。这会形成另一种应激的恶性循环,并常常导致惊恐发作。

这个时候,我们可以尝试深呼吸来平复我们的情绪,具体方法如下(M. Davis 等,2010):

用横膈膜吸气,同时对自己说"吸气"。

呼气之前屏住呼吸片刻;

缓慢而深沉地呼气,同时对自己说"放松"。

暂停并等待下一次自然呼吸。

当缓慢地吸气,然后短暂屏住呼吸时,请注意自己身体紧张的部位。

当呼气时,注意体会紧张感的离开。

当人的思维、感觉和感知引起注意时,只要注意一下它们就行了。然后,把注意力拉回到自己的呼吸上来。

每次练习 5—20 分钟。

一旦掌握了这个练习,每天在非压力性情境下练习几次。

最后，在压力性情境中开始使用该练习，以减缓个人的紧张。只做几次横膈膜呼吸，说"吸气"和"放松"，然后通过呼气释放紧张。请把注意力集中在放松时的感知上。记住，在深呼吸前，人也需要吸气。

在实际咨询中，深呼吸常具有非常及时的镇定效果。

例如，一名博士生，与导师发生激烈的冲突，情绪失控，想用跳楼的方法去结束自己的生命。幸运的是，学院的领导将他及时拦下，送到心理咨询中心。在心理咨询中心，他情绪非常激动，双手作揖，恳求咨询师救救自己。这个时候，咨询师认为立刻的倾听与分析没有意义，咨询首要的是稳定其情绪，于是推荐博士尝试深呼吸。博士接受了咨询师的建议，根据咨询师的口令进行深呼吸。5 分钟之后，博士报告自己的情绪缓解。于是，咨询师邀请博士诉说事情的来龙去脉，咨询师表达自己的理解和支持。最后，咨询师与当事人共同分析其中的问题以及问题解决的方向。经过 1 个小时的努力，博士情绪得到宣泄，思维得到理清，希望重新燃起。在后米的学习中，博士调整了和导师的沟通方式，虽然双方相处并不和谐，但是再无大的冲突。最后，博士顺利毕业。在这个个案里，如果咨询师不首先推荐深呼吸法，而是直接进入问题讨论，我们不知当事人的情绪能否得到迅速缓解，问题能否得到有效解决。

1.2　正念训练

正念(Mindfulness)是当今临床心理学里流行的一种技

术,它最早由卡巴金提出。关于它的定义,卡巴金(2003)说:"正念的操作定义是:通过对当前一个接一个展开的体验有目的而不带批判地留意而获得的意识。"正念意味着有意识地关掉那些习以为常的自动思维模式(如对过去的反思或对未来的担忧),用全身心的觉察来整合事物当前的状态。正念提醒我们关于事情的看法只是大脑短暂的精神活动,并不是现实本身。这时,如果我们能够通过身体和感官去体验事物,而不是用未经检验的习惯去思考的话,我们可能反而接触到生活的本来面目。

正念是一种需要练习的技巧。大多数人都会被干扰而走神,或者在魂不守舍、云里雾里中度过很多时光。一旦事与愿违,他们就会感到失落、忧伤、焦虑和挫败。因此,为了实现正念,心理学家设计了很多的练习。下面谨介绍 Ronald D. Siegel(2000)撰写的两种正念训练方法:

呼吸禅修

对于很多当事人来说,坐在椅子上进行呼吸禅修是一种最为方便的正念练习方式。呼吸禅修练习,首先要选择一把固定的椅子。这把椅子既能让自己坐得很舒服又能让人的脊椎部位或多或少保持垂直,因为这样的姿势有利于人的专注——保持脊椎部位的垂直会增强人的警觉性。如果当事人愿意,他可以将脊椎部位紧贴在椅子靠背处作为支撑,或者可以坐得稍微靠前一点。总之,当事人要找到一个使自己的脊椎可以发挥支撑作用的平衡位置。

为了增进正念的效果，当事人可以尝试以下的想象：有一根绳子固定在自己的头顶，它轻轻地朝着屋顶或上空的方向拉动人的身体并拉长拉直自己的脊椎。接下来，人可以前后、左右晃动头，让它找到一个自然舒适的平衡点——为了得到一个松弛、端正且能保持警觉的姿势。人可以将双手很轻松地放在自己的大腿或双膝部位以加强稳定感，但不要用手臂去支撑自己的整个身躯以防止身体后倾，因为这样做容易导致紧张。

一旦当事人以一种舒适且保持警觉的姿势坐下时，即请他们闭上双眼。如果一切正常，他们可觉察自己的呼吸。在禅修的头 20 分钟，需要让他们专注于呼吸的感受。尽管人可以从不同的身体角度来觉察呼吸，但就开始的这项练习而言，人只需让自己尽量专注并伴随着每一次呼吸过程的腹部起伏感。尝试一下自己能否觉察到呼吸的轮回过程——一开始先吸入一口气，然后肺部有一种相对饱满的感觉；接下来感觉肺部好像又被掏空了……就这样一次次轮回。注意，人们无需以任何方式来控制自己的呼吸——人们可以短促地进行浅呼吸，也可以用相对长一点的时间进行深呼吸；人们可以前一分钟浅呼吸，后一分钟深呼吸，无需对此做任何调整。

人的注意力是一个调皮的动物。除非有人生来就对此具有某种特殊的天分，否则，很多人觉得自己的注意力会发生偏离，或者偏离到对其他身体部位的感受，或者偏离到其他念头。人们会发现自己的心已经完全离开了对呼吸的关注而去想一些大不相同的事情，这是非常自然的事。在发现这样的情况出现时，人们无需怪罪自己，只需自然地将自己的注意力重新引向呼吸，甚至能够为又一次觉察当下而祝贺自己。

在专注于自己的呼吸20分钟以后，当事人可以再花一点时间来感受自己周围的世界。例如，闭上眼，用心倾听外面的声音，就像在听一首歌，不要将声音贴上好恶的标签。然后，睁开眼睛，打量周围，像初次见到一样，注意周围的一切，留心它们的颜色、形状和质感等。

有的当事人不习惯闭上眼睛去体会自己的呼吸，一些人这样做的时候甚至变得很焦虑。这个时候，我们可以建议他们关注外面的世界。例如，请他们用心观察咨询室墙壁上的贴纸，请他们数贴纸上的树上有多少片树叶，树上有多少只小鸟，描绘小鸟的形象。我们也可以请他们听周围声音，尽可能多地发现不同的声音，如灯管的低鸣、汽车的噪声、窗外学生的吵闹、小鸟的鸣叫等。在其中，他们常可收获宁静。

身体扫描

身体扫描，顾名思义，就是将注意力在身体各部位间依序移动。有些当事人很难将注意力一直集中于细微的专注对象，这个时候即可尝试身体扫描技术。因为身体扫描特别强调人们专注点所指向的位置，所以它主要作为一项专注练习来使用。身体扫描的具体方法如下（Ronald D. Siegel，2000）：

首先进行呼吸禅修——专注于每一次呼吸在腹部起伏的感受。接着，如果坐着，请将自己的专注点指向身体与座椅和地面接触时的感受；如果躺着，请专注于身体与地面、躺椅或床接触时的感受。当专注于重力轻轻拉动下的身体被支撑物托住的复杂感受时，即可将对呼吸的专注放在一边。

将专注力转向任何一只脚的脚趾。请注意来自这些脚趾的一切感受。感受一下它们是冷还是热，是松弛还是紧张。观察一下自己是否能注意到来自脚趾的这些感受并非是孤立的，而是由一段时间内的一系列非常短暂的细微感受串在一起后形成的。请将一种充满兴趣和好奇心的态度引入你的感受中。注意观察这些感受在不同时间内的细微变化。如果在某个时候发现自己的注意力漂移到某种思绪里，请将它轻轻重新拉回对脚趾的专注中。让自己的专注力在脚趾稍作停留，直到你觉得你已经达到一种完全专注的状态。

将专注力指向同一只脚的脚面，体会这个位置的一切感受，请注意哪些是好的感受，哪些是不好的感受。同时，注意这个位置是否有冷或热，松弛或紧张的感受。如果发现自己的心开始偏离，请将它轻轻带回对脚面的感受。让专注力在此稍作停留，直到感觉自己已经达到了一种完全专注的状态。

如果已经做好了移向下一个位置的准备，请将专注力转向对脚底的感受。用少许时间保持对这个部位的专注，同时，像刚才一样仔细体会这个部位的各种感受。

就这样依次将这个禅修过程继续下去，在此过程中，扫描身体各个部位并非关键所在。系统做身体扫描将有助于你保持自己的专注力。你可以从身体的一端开始，一直向前，直至到达另一端（人们常常是从脚步开始一直到达头部）。再将专注力引向同一只脚的脚踝,依次到小腿腓部、小腿胫部、膝部、大腿、腹部、沟部。以同样缓慢而有系统的方式,依次关注另一只脚或腿的各个部位,同样是从脚趾开始,接着可以将专注点移向腹部、胸部、颈部,接下来臀部、背部的下、中、上三个部分。

双臂的专注方法练习和腿部非常相似,从一只手的手指开始,然后依次移向手掌、手背、前臂、上臂、直至肩部,另一只手也一样。

将专注点移向颈部时,先是颈前部,然后颈后部,接下来是下巴、嘴、面颊、鼻子、眼睛、前额、耳朵,最后到头前部和头后部。人们常会发现,自己对感觉神经比较丰富的脸部会投入更多的关注。有的人可以将整个背中部或整个腹部仅仅作为一个区域来看待,有的人却只能单独体会双唇、鼻子、眼睛、面颊等部位的感受。

在整个练习过程中,努力以初见之心,深入体会所察觉的各种感受,同时也要锻炼自己接纳所体验到的一切感受,不管这些感受愉快与否。与其他形式的禅修类似,若发现自己从特定专注对象中而分心时,只需很自然地将专注力重新引回来便可。

1.3 写心冥想

写心冥想是我国心理咨询工作者提出的咨询技术(杨文圣,2016)。冥想是心理咨询的一种常见技术。冥想是指在某个时间,有意练习将自己的注意力不做批评地集中在某件事情或事物上(Martha Davis 等,2010)。在这里,事情或事物本身并不重要,重要的是它是注意的焦点。通常,冥想者可以大声重复或反复默诵一个单词或者一句话,也可集中关注某一固定目标物,如室内的植物、桌上的插花或墙上的装饰画。理论上,人们可以采用任何事物作为冥想目标。在心理咨询实践中,咨询师常推荐当事人想象蓝天、白云、阳光、沙滩、溪流、草地等令人身心愉悦的事物去冥想。

咨询师在运用冥想技术的时候常遭遇挑战。很多当事人在困扰时常常排斥关于积极意象的冥想或是中性意象的冥想。有诗云:"感时花溅泪,恨别鸟惊心"。当事人在困扰时自然闪现的是消极意象!他们对这些积极意象有着本能的抵触和怀疑。倘若强制性地想象它们,当事人需要付出一定的意志努力。即便如此,他们仍然禁不住注意转移,禁不住杂念丛生。正因为如此,尽管很多研究支持冥想对人们心理健康的积极作用,但是一些当事人并不采纳,甚至中途放弃。咨询师不可以要求每 个当事人都具有坚强的意志,都具有合作精神——这是喜爱冥想技术的咨询师不得不正视的问题。为了解决这个问题,我们提出了写心冥想。

(1) 关于"心"的情绪意象

生活中,人们的头脑里经常自然闪现很多关于"心"的情绪意象。例如喜悦的时候,人们感觉"心花怒放";平静的时候,人们感觉"心如止水";激动的时候,人们感觉"心潮起伏";失望的时候,人们感觉"心如死灰";害怕的时候,人们感觉"心惊胆战";愤怒的时候,人们感觉"怒火中烧";焦躁的时候,人们感觉"心急如焚"……也正因为如此,许多人常用这些成语来表达自己的心情,而把这些情绪的名称(如"喜悦"、"平静"、"愤怒"等)放在了一边。

关于"心"的情绪意象,人们展现了高度的一致性。这种一致性体现在在不同性别、年龄、受教育程度、经济水平的人们在相同的情绪下经常呈现出相同的意象:

在开心的时候,很多人自然闪现出"心花怒放"而绝少闪现"心如止水";在激动的时候,很多人自然闪现出"心惊肉跳"而绝少闪现"心如死灰";在悲伤的时候,很多人自然闪现出"心如死灰"而绝少闪现"心急火燎"……这种一致性体现了一种远古的智慧,即荣格所说的集体无意识。

尽管关于"心"的意象人们呈现出高度的一致性,但是不同的个体还是呈现出了一定的差异。例如,同样是悲伤,有人感觉"心如刀绞",有人感觉"心如死灰",有人感觉"心碎了",有人感觉"心似冰封"……这种差异体现了人们生活经验和个人气质的差异。例如一个没有见过冰的人很少闪出"心似冰封"的意象,一个温厚善良的人脑中很少闪现"心如刀绞"的意象。

(2) 关于"心"意象的运用

前面提到任何事物均可作为冥想的对象,所以关于"心"的情绪意象也可用来冥想。我们把这种将关于"心"的意象作为聚焦对象的冥想称为写心冥想。"写心"一词最早由晋朝文人张华提出,其在《答何劭》诗之二云:"是用感嘉贶,写心出中诚",意指抒发内心感情。其后,唐朝诗人吴筠亦用该词,他的

《登庐山东峰观九江合彭蠡湖》写到："写心陟云峯，纵目还缥缈"，意指开心。写心冥想的命名试图同时覆盖上述两种涵义。运用写心冥想，需要遵守以下步骤：

讨论意象

请当事人用"心"的意象来表述自己的情绪状态，如"心急如焚"，"心在颤抖"，"心里压着一块大石头"……大部分当事人都可以很快想出意象，但有些当事人由于各种各样的原因，找不到合适的意象表达自己的情绪。这时，咨询师可以抛砖引玉，即利用自己对于其情绪的理解推荐一些意象给当事人。例如，咨询师觉得当事人内心害怕，于是提出"心在发抖"的意象。当事人对此进行了否定，说感觉"自己的心压着一块大石头"！

确定姿势

当事人调整自己的坐姿，以便于集中注意。

◇ 坐在椅子上，双膝舒适地分开，双腿不要交叉放置，双手放于大腿上；

◇ 后背挺直坐好（但勿僵硬），让头部重量直接放在脊柱上。

◇ 身体先左右、再前后轻轻摇晃几下，让上半身的中心在臀部找到平衡点。

◇ 闭上嘴巴，用鼻孔呼吸，舌尖抵上颚。

◇ 闭上眼睛。

细致想象

极尽细致地想象选定的意象。例如,对于那位想出压在心上的石头的当事人,咨询师鼓励其详细想象石头的大小、形状、色泽、干湿、软硬等,尽量栩栩如生。并让注意安住在这些意象里一段时间,让这些意象清晰稳定、丰富细致。

加工处理

像一个雕塑家一样加工处理这些意象,让其变得令自己感觉舒服一些。在这里,缓慢与温和非常重要,不可以激进,不可以试图让意象立刻发生颠覆性改变。

例如,当事人感觉"心在燃烧",不可以想象大量的水立刻将火浇灭。之所以如此,因为生活中大部分的变化都是渐进发生的,剧变常令人"难以置信",令人"无所适从"。在冥想中,人们很难对令人"难以置信"和"无所适从"的想象投入其中,注意集中。

至于处理的方法,主要有配置物件(如塑料导管、平板)、施加外力(如挤压、抚摸)、添加物质(如水)、增加背景元素(如音乐)等来改变"心"的状态。这些方法可以是当事人自己想出的,也可以是咨询师想出的。如果是咨询师想出的,需要告诉当事人:应许并鼓励他们进行调整、修改。需要强调的是,当事人永远是意象处理的主刀手,他们对于所有的方案都具有绝对的否决权。因此,严格地说是当事人和咨询师共同加工这些意象。例如,对于那位想出压在心上的石头的当事人,咨询师建议其想象用另一块石头支起这块石头，让石头下腾出一个空间。然后，咨询师鼓励其在这个石头上画画。于是当事人在石头上画上了花朵，很大的花朵。显然，在写心冥想中是当事人和咨询师协作完成意象的加工。

以下是笔者在咨询实践中，运用写心冥想的部分个案：

一位男生，被一位女生抛弃，非常痛苦，几欲跳楼。但是，理智战胜情感，他还是没有去爬高楼而是拨通了咨询电话，前来咨询。咨询师在倾听了他的恋爱故事，并对其进行了一些开导之后，他的情绪有所好转，但还是很痛苦。这时，咨询师让其用意象来表达自己的心情。男生说"心在流血"。于是，咨询师建议同学想象一个导管插在自己的腹部，一端连接池塘，液体沿导管流出。同学开始觉得鲜血流出，很多很多。咨询师告诉男生让血慢慢地流。流过一段时间以后，血的流量不知不觉中变小。后来，流出不再是血液，而是肉色冻状物（如营养液），后面冻状物也变少。在完成冥想后，男生报告心理轻松很多。

一位女博士，一篇论文没有经过老师的审核，直接把修改稿发给某国际刊物。导师对其进行了严厉的批评，女生内心很紧张，很害怕，寻求心理咨询。咨询师在详细了解了事情的来龙去脉后，对女生就行了开导和安抚。当事人的情绪有所改善，但是仍然很紧张。这个时候，咨询师建议其用意象表达自己的情绪，女生报告说"自己的心在发抖"。咨询师建议同学把心想成一个圆球，圆球在摆动。当女生成功地想出摆动的圆球后。咨询师想到了音乐，于是建议女生在圆球边播放音乐。女生采纳了笔者的建议，选择在圆球边播放自己喜欢的轻音乐。这样，圆球便和着音乐摆动。最后，咨询师想到了摆动的路线，建议女生想象圆球沿着"8"摆动，女生成功地想象出圆球的"8"摆动。后来，女生又在咨询师的建议下想象出圆球的椭圆形摆动。在完成这些冥想后，女生心情大为放松。

一位女生，考试来临，非常焦虑，寻求心理咨询。在咨询师的启发下，想象一点清凉的水珠从口中滴入，然后缓缓流进喉咙、食道、肺部，直达焦灼的心。反复多次以后，内心安静下来。

一位男生，考试来临，非常焦虑，寻求心理咨询。男生想到自己的心下面吊了一块石头。于是咨询师建议男生想象这块石头，男生报告石头和心的大小相当，青色，凹凸不平，湿润光滑，上有苔藓。咨询师询问男生如果给他一支彩笔，他可以在石头上画些画，是否愿意。男生回答可以，但是自己想在上面刻个字，不知是否可以。咨询师说："可以"。于是，男生在石头上刻了一个字。咨询师问字的大小和内容。男生报告是一个大大的"稳"字。冥想过后，男生放松下来。

小伙，在美国读书，相处多年的女友离开自己去了另外一个州学习，提出分手。自己想拼命挽回这段感情，但是女友心意已定。为此，自己数月失眠，心力交瘁。咨询师对此开展远程微信咨询。咨询中，咨询师使用了写心冥想。咨询师根据小伙的情况提到"心在流血"，"心里压了一块大石头"，"心如死灰"，"心如止水"等可以描述他情绪状态的短语。小伙说心很疲惫，他想象着自己在拉一块很大的石头，比人还大，拉的很累，很希望有人能帮帮自己，或者有树可以靠一靠。于是，老师请小伙想象有另外一个石头撑起这块石头，小伙想象不出。于是，咨询师请小伙歇一歇，好好看看这块石头。小伙看到这块石头灰色，有些粗糙，靠近地面的部分有些湿。咨询师请小伙摸摸这块石头，小伙感觉石头很凉，很滑，像黑曜石。小伙感觉舒服，因为他说自己的脸在发热，咨询师提出将脸贴这块石头。小伙觉得这是一个好主意。贴过以后，小伙觉得凉快一些。小伙提出躺在石头上，咨询师说可以。于是小伙想象自己躺在石头上。这时，小伙想到了，过去自己常和女友在夜晚躺在草坪上看星星说话的温馨场面。不过小伙说，现在，他不想邀请自己的女友躺在石头上，他想邀请自己的朋友躺在身旁。咨询师说可以，于是小伙沉浸在这个想象里。过了数分钟。小伙感觉好了很多。第二天，小伙汇报，晚上睡眠改善了，一觉睡到早上 9:30。

女研究生，暴食症，常饿常吃，说自己已经"不知道该吃多少了"。咨询中，女生报告自己经常焦虑不安，咨询当下亦如此。咨询师邀请其冥想，女生说自己"心乱如麻"。咨询师请其想象一团麻线，女生想出一个红色丝线卷成的网球大小的线团。随后，咨询师请其双手捧着它，女生感觉绒线硬硬的。咨询师想到如果让阳光照在线团上画面可能会温暖一些，于是提议女生想象，女生报告感觉心暖暖的。这时，咨询师想到请女生挤压线团，弄个造型，如心形或者花朵，女生说自己把线团挤压成了花。咨询师问女生是什么花，女生回答是向日葵,而且向日葵向太阳开放。做完练习,女生很放松。

男生,超级聪明,不爱学习,爱玩,成绩得过且过,但一直以来希望直升本专业研究生。大四到了保研季节,一看成绩,非常一般,感觉保研危险,很慌张。他不能想象如果没读研,日子怎么过。为了防万一,男生也开始考研复习,但看不进去书。后来因为专业保研比例很高,男生保研成功。保研成功以后数月,男生沉浸在焦虑紧张里,常噩梦,常半夜心脏狂跳。男生想过去医院看,但是怕吃药,所以一直没有去。咨询中,咨询师尝试写心冥想:请男生用一个关于心的短语描述自己的心情。男生说:"心不在焉。"咨询师感觉困惑,不知道用什么来具象,随口说到:"心不在焉,就是心跑到别的地方去了。"同学说:"是的。"此时,咨询师冒出小白兔的意象,对男生说可以把心想象成一只小白兔,小白兔逃到树丛里。同学说小白兔是对的,但小白兔不是逃到树丛里,而是森林里。森林里有高高的树,阳光从树林间歇照了下来,小白兔在树下到处兜兜转转。咨询师说,那就一直玩好了,反正没事。男生说,不行,小白兔饿了渴了,要吃东西。于是,咨询师请男生想象小白兔回家。男生报告,小白兔回家吃过以后,又出来玩了。咨询师困惑,请男生描述小白兔的家,有书桌,有沙发,有台灯……这个时候,咨询师出现闪念,请男生想象,一个人,小白兔主人,出去把小白兔抱起来,慢慢地抱回来,轻轻地和他说话。男生说可以。男生报告,主人抱的时候,小白兔蹬了蹬腿,但是主人温柔地抱住他,抚摸他,并告诉它,要回家了,家里人担心了。小白兔停止挣扎，乖乖地躺在主人的怀里。回到家，主人喂了小白兔东西，小白兔吃完后爬到主人的身上。后来主人打开电脑，开始工作，小白兔静静地躺在沙发上。冥想做完，男生很放松。

一位先生感到莫名恐惧，感觉"提心吊胆"，寻求咨询。在咨询师启发下，先生想象一双温暖的手托住自己的心。先生想象自己的心变成一团软软的肉，而托着心的手则变成平板。于是，男士在想象里来回拨弄、翻动了这团肉。很快这团肉像受过挤压一样，变成肉带向两边飙出，充满力量和动感。接着肉带化为苍鹰腾空飞起……一段时间后，男士腹部发热，恐惧也大大缓解。

写心冥想的特点

写心冥想是一种聚焦于情绪意象的想象，它直指人"心"——它邀请当事人用关于"心"的想象去表达自己的心情，表达内心的期盼。在真实的世界里，没有一个当事人的内心真的在流血，没有一个当事人的心真的变成死灰，没有一个当事人的心被石头压着……但是，在冥想的世界，所有这些都可以呈现。因此，与冥想（如观想阳光、湖面和沙滩等）相比，它更加飘幻、自由、有趣，也就更易让当事人集中注意、投入其中。在其中，当事人可以自由充分地表达自己的情绪，实现情绪的宣泄；当事人可以自由充分地表达内心的愿望，实现自我的安慰。所有这些，都有助于当事人获得清凉、获得自在。

2 运动

当事人也可以运动的方式来解除困扰。研究表明,持续进行身体运动可以暂时中止人们消极念头。很多进行慢跑或者跑步的人报告说经过 15 或 20 分钟持续运动后,他们会达到一种状态,思想能自发变得正面和富有创造性。他们会越来越忘掉自己,并且让运动的节奏指导和带领他们继续前进。

运动激发的快感可以扩散。研究揭示,经常定期运动的人除了会品尝性爱和生活的其他重大快感之外,也会从生活的小事上得到更多的快感:友谊、宠物、饮食等。他们变得更容易满足。

运动还可强化另外一项和情感脑有关的生理机制,它涉及我们已知的心率变异性。定期运动人的心律变异性较于缺乏运动的人更大,且心率更协调。这意味着定期运动的人的副交感神经系统会带来平静的生理"制动器",令其更健康、更强壮。

在咨询实践中,对身体运动的运用主要有以下三种形式:

2.1 体育健身

体育健身是运动的首要形式。Thayer(1994)等人认为,体育健身是所研究的十种行为中最有效的对情绪进行自我调节的手段。Berger(1988)等人的研究表明,许多体育健身活动如慢跑、游泳、帆船、有氧体操、健身训练、瑜伽放松训练等运动形式均有改善情绪的作用。

虽然人们相信体育健身很重要，但是让其变成他们生活的一部分却充满挑战，尤其是当他们处于困扰之中的时候。这时，以下四点可以帮助人们更加接受、实践体育健身（D. S. Schreiber，2010）。

频率

运动频率很重要。人们不需要大量运动，而是定期运动。国内外很多的研究都揭示，要达到影响情感脑的效果，最少的运动量是一星期运动 3 次，每次 20 分钟。时间，相较于强度，更加重要。至于运动强度，人们只要在运动中能说话，而不是唱歌，就已足够。

运动量

正如某些药物一样，运动的好处可能和运动量成正比。抑郁和焦虑的症状愈严重，我们就需要更多定期和更强烈的运动。每周 5 次好过 3 次。踏 1 小时的自行车可能比稳步走 20 分钟更有效。可是有的人喜欢一曝十寒，譬如说骑车骑到精疲力竭，然后完全放弃。如果这样，还不如定期步行 20 分钟更加有效。

团队

许多研究显示，加入一个运动团队比单独运动更有效。一群人投身于相同的目标，相互支持、鼓励和监督，或者仅仅是志同道合的人所起的示范作用,就可以带来很大区别。集体的力量可以在各种环境下推动一个人,无论是雨雪,还是自己已经迟到,还是自己正在追剧……一群人一起运动更能遵循必须定期训练的要求。这对于成功至关重要。

趣味

人当选择一种自己觉得有趣的运动。它愈接近游戏或爱好,人们就越容易持之以恒。很多单位或小区都有非正式的太极拳组织、舞蹈组织、羽毛球组织或者乒乓球组织等,每周固定时间和地点聚会。运动的类型并不重要,定期练习就行。可是如果你喜欢乒乓而憎恶太极,那就不要去打太极了,因为你不会坚持多久的。

2.2 体力劳动

体力劳动也可以帮助当事人获得内心的宁静。体力劳动包括整理办公室和房间、洗衣、养花、购物等。与体育锻炼类似,体力劳动也可以帮助人们转移注意,抑制消极思维,同时产生内酚酞等化学物质,使人产生某种兴奋。除此之外,体力劳动还可以给人带来成就感。以洗碗为例,当你看着许多脏碗在你的清洗下变得干干净净,一种成就感常油然而生。

通过体力劳动来赢得内心的宁静具有悠久的历史。佛经中有这么一个故事:一日,释迦牟尼在狮多林,看到地上不干净,就执起扫帚。扫完后,他对弟子说:"凡扫地者,有五胜利,一者自心清净,二者令他心净,三者诸天欢喜,四者植端正业,五者命终之后当生天上。"(费勇,2013)。不单扫地,洗碗、整理房间等亦如此。

对于拥有家庭的人们来说,从事适量的家务劳动对于维持正常家庭生活,保证学习与工作的开展,都是十分必要的。在紧张的八小时工作之余,从事适当家务劳动,对于消除工作的疲劳,振奋精神有一定作用。在一定意义上来讲,这是一种积极性休息,使大脑皮层各个部位在兴奋与抑制中及时地轮换。它比下班之后就睡大觉的消极性休息的效果要好。

2.3 推拿按摩

按摩也可帮助人摆脱困扰。按摩(massage)又称推拿,它是利用手、足或器械等在人体上进行各种手法操作,刺激人体体表部位或定位,以提高或改善人体生理功能、消除疲劳和防治疾病的一种方法(毛书凯和王晓红,2008)。按摩在我国具有悠久的历史,可追溯至殷商时代。

运用按摩来帮助人调节情绪具有广泛的应用。在医疗康复中,按摩可以让病人放松舒适,令其体会到一种被关心,被照顾的感觉,从而降低其孤独感。在竞技体育中,人们常用按摩来帮助运动员缓解紧张、降低焦虑。例如,人在紧张时,脖子和肩膀很容易僵硬,按摩肩膀可以有效降低焦虑,缓解紧张,提高自我感觉水平。从大的视野看,现在广布中国的各类中医推拿、盲人按摩等服务很大程度上承担着帮助人们缓解生活压力的功能。

按摩也可自我实施。如果一个人心理紧张,其身体某些部位(如肩膀)经常僵硬紧张。这个时候,主动自我按摩这些部位(如肩膀),让这些部位的肌肉松弛下来,令自己的情绪随之平静。一些人思虑过度,常感到大脑昏沉、发热或者头疼。此时,若主动停下思维,自我按摩太阳穴、头皮、颈椎等部位,常常可以令自己神清气爽。与他人按摩相比,自我按摩更加方便,它几乎可以随时随地进行。

咨询中,我们不建议咨询师为当事人进行身体按摩,即使他们掌握身体按摩技术。因为无论是同性还是异性,身体的按摩接触都可能引起咨询双方性的联想,从而引发伦理的争议。

3 小结

身体策略是无尽的。安静策略,上面主要介绍了深呼吸、正念和写心冥想三种方法;运动策略,上面主要介绍了体育锻炼、体力劳动和身体按摩三种方法。但是,在生活中,无论是安静策略还是运动策略都多种多样,难以穷尽。例如,许多人冬日里,喜欢在草地上、湖水边晒太阳,感受世界的静谧与美好,或者全心看窗外的风景、听屋外打网球的声音……这都是一种安静策略。其外,任何一项工作都需要体力的投入,都有身体运动的成分。因此,投入其中都有不同程度的运动功效。

各种身体策略可以整合使用。身体策略虽然多种多样,但是彼此之间并无矛盾,当事人完全可以根据个人实际整合

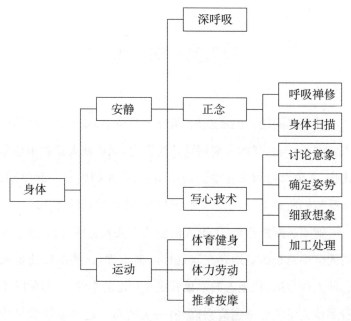

图 3.4　身体维度技术要素图

运用。例如，一位女博士学业压力巨大，非常焦虑。咨询师同时推荐了正念、写心冥想和跑步三种策略。女博士自己将它们整合起来：(1)每天坚持跑步 30 分钟；(2)在人多的时候运用写心冥想让自己放松；(3)一个人在宿舍的时候，使用正念。这些策略很好地帮助她管理了自己的焦虑。

最后，我们需要强调身体策略成功的前提——对自己身体状况的觉察。这要求我们在日常生活中常关注我们的身体，而不是只在特定的时间才去注意它，改变它。如果这样，由于对自己的身体更具意识，你会意识到紧张的产生是促使身体行动的方法(D. Fontana，1990)。紧张本身是自然的，但它后面的能量应该在行动中被释放掉。

第五节 同 情

什么是同情？同情就是《圣经·罗马书》说的："与喜乐的人要同乐；与哀哭的人要同哭。"换言之，无论他人是欢乐还是忧伤，人们都愿意站在他们的立场上，与他们的心一起跳动：感受他们所感受的，快乐他们的快乐，忧伤他们的忧伤。

亚当·斯密指出，无论人们会认为某人怎样自私，这个人的天赋中总是明显地存在着这样一些本性，这些本性使他关心他人的命运，把他人的幸福看成是自己的事情，虽然他除了看到他人幸福而感到高兴以外，一无所得。这种本性就是怜悯或同情，就是当我们看到或逼真地想象到他人的遭遇所产生的感情。

同情的对象不仅仅指向他人，也可指向自己。指向自己的同情，叫自我同情。Kristin Neff(2011)指出自我同情意味着不再给自己贴上"好"或者"坏"的标签，以开放的心态接纳自己，友善、关切和体恤地对待自己，就像对待朋友甚至陌生人一样。

同情对于帮助当事人战胜自我、自在生活很重要。在第一章我们提到人之所以产生困扰是由于人的主动性受到了执著性的压制，而执著性有五种，即贪婪、怨恨、无知、傲慢和猜疑，怨恨居其一。同情直接取消了人的怨恨，减少了人的执著性，改变了人心中主动性与执著性的力量对比，为心理困扰的消除赢得了广阔的空间。

1 对自我的同情

自我同情在帮助人们摆脱心理困扰方面具有重要作用。Kristin Neff(2011)指出自我同情是通往幸福的康庄大道。在苦难的日子里,给予自己无条件的关切和安慰,尽管生活困难不变,我们却能避免恐惧、否定和疏离的袭扰。自我同情可以滋养我们的乐观心态,让我们缓解焦灼,让我们感恩生活,让我们感受生活的美好。那么在心理咨询中,如何运用自我同情来帮助当事人呢?

1.1 直面事实真相

自我同情首先要求当事人直面事实真相,不自我欺骗,不自我逃避。自我同情的时刻,经常是当事人受到伤害,受到威胁的时刻。在这样的时刻,很多当事人选择了自我欺骗,自我逃避。例如,一些当事人明明知道自己已经永远地离开某个心仪的大学,却经常告诉自己"我会回来"!这种欺骗,虽然可以让当事人短暂安逸,但是代价也是沉痛的。事实真相如影随形,一次次地撞击人的心灵,要求人正视它,接受它。人心就此煎熬。怎么办?直面事实真相。的确,直面事实真相,人会感到痛苦。但是这种痛苦是有意义的,痛苦可以转化为动力。凭借这种动力,我们改变着自己,也改变着世界。

遗憾的是,我们常不能直面事实真相。人生充满遗憾:有时是我们深爱的人不爱我们；有时是我们爱上社会不支持我们爱的人；有时是我们在公司失宠了；有时是我们被小时就憧憬的大学退学了；有时是我们患重病的亲人久久不能离开人世，让我们心生怨恨……对于这些真相，我们经常不愿意承认它们，因为承认它们意味着自己失败、怯懦、卑微、低俗，甚至是卑鄙，为人不齿。所以，我们努力掩饰它们，逃避它们，好让自己体面，好让自己感觉有尊严。于是，很多时候，我们自己都不知道它们的存在。

我们不能直面事实真相，从根本上说，是因为我们是常人，我们"境界"有限——我们有执著性。我们贪恋美好的情感、精彩的生活、宁静的内心，我们希望好运常伴；我们怨恨作为平常人的自己，怨恨自己拥有人性的弱点，期望自己即刻拥有佛陀、老庄般的"高境界"——慈悲、勇敢、智慧、洒脱；我们怨恨他人不善良，不正直，不智慧，不包容；我们无知，我们不了解自己，我们不了解我们的身边人；我们傲慢，我们自我中心，我们把自己看成地球的中心，世界的导演，而他人均应听从我们的号令；我们猜疑，我们以为别人可以轻松发现自己的不足，并因此看不起我们……我们沉溺在自己的执著性中。我们自觉蒙上双眼。

直面事实真相，从另一面看，就是放弃幻相。人们不愿意直面真相，只是因为他们留恋幻相。一旦他们放弃幻相，真相即自动出现在他们的脑海，自动出现在他们的心田。在实际咨询中，咨询师可以和当事人讨论以下三个问题来帮助当事人放弃幻相：（1）幻相给我带来的好处是什么？（2）我为幻相付出的代价是什么?(3)幻相成真的条件是什么? 这三个问题经常可以让当事人走出幻相,直面事实的真相。

　　例如,一位男生。他出于成功机会、经济条件、学术声誉等的考虑进入某名牌大学国防班学习。进来以后,他很后悔,因为他想出国进修,而国防生的身份意味着这个梦的破灭。因此,他对国防生这个身份非常排斥,常幻想着自己不是国防生,参加国防生的每日必备功课军事操练常敷衍。而他一敷衍,即会受到教官的教训。为此,他常抑郁。咨询中,咨询师问同学以上三个问题。关于"幻相给我带来的好处是什么?",同学回答是自己更加上进,比班上人学习都努力;关于"我为幻相付出的代价是什么?",同学的回答是自己常失望,常沮丧,常抑郁,常神伤;关于"幻相成真的条件是什么?"同学回答,退学、赔钱、重读,但是这条路不可能了。然后,当事人陷入长时间的沉默。沉默之后,同学说自己好了。再次咨询,同学报告,自己情绪好了很多,不再对抗军事操练。他接受了国防生身份,接受了事实真相。

1.2　拒绝自我否定

　　所谓自我否定,就是当事人对自己不满意,责骂自己,认为自己就是一个错误,认为自己不该这样,认为自己当是另外一个人。人们在陷入心理困扰的时候,很容易自我否定,他们否定自己的过去,否定自己的未来,否定自己存在的意义。在否定中,他们丧失自尊自信,直至生活沦丧。自我同情要求当事人拒绝自我否定。

识破陷阱

拒绝自我否定要求我们首先要识破自我否定布下的陷阱。一旦我们识破这些陷阱，自我否定的力量也随之减弱。无利不起早，自我否定为什么会存在，是因为它们让当事人获益了。自我否定可能从两个方面令我们获益：其一，当我们攻击自我时，我们身兼批评者和被批评者双重角色。通过对自身的不足报以无情地批评，我们感受到一份正义和力量。我们用高标准要求自己，评价自己，更让我巧妙地强化与高标准相联系在一起，从而生出一种高贵感（Kristin Neff，2001）。这实际上是傲慢的一种隐秘表达。自我否定减少了变化的可能，这样我们就制造出某种熟悉感。在熟悉的世界里，我们减少了不确定性。我们由此获得了安全感。其二，当我们攻击自我的时候，我们在自我惩罚。通过自我惩罚，我们占领了道德高地，我们可以大大方方地、冠冕堂皇地拒绝他人对我们的指责和攻击，因为"我已经惩罚自己了，你们还想怎样？"这样，我们通过自我惩罚完成对自我的赦免。这样，我们似乎就不必为过去的错误承担责任了，我们似乎就不需要做任何改变了，因为我们已经付出代价了。这样，我们逃避了改变的责任，我们逃避了努力的艰辛。在这里，自我攻击是一种偷懒，是一种违纪处分里"下不为例"式的批评教育。

识别语言

在了解了自我否定的计谋后，接下来我们要去识别自我否定的语言。当你识别出自我否定的用语,你就可以提防自我否定的肆意妄为。Kristin Neff(2011)建议,改变对待自己方式的第一步是注意到你在何时会自我攻击。许多人自我攻击的声音不绝于耳,但自己完全意识不到它的存在。不管任何时候,只要你对某事感到很糟糕,就想想刚才你对自己说了什么,请尽量准确地记下你言语的每个字。在你自我攻击的时候使用了哪些词? 你使用了何种语气? 严厉、冷酷还是愤怒? 这个声音让你想起了哪位曾批评过你的人? 你肯定想深入了解内部自我批评者,也想知道它何时变得活跃。切切实实地去觉察、了解你是怎样和自己交谈的,将为改变打下坚实的基础。

削弱击破

识别出自我否定的语言后,我们可以用事实、用逻辑驳斥这些语言,揭示它们的错误。在驳斥过程中,我们可以利用他们过去经历中与其自我评价明显不符的经验,来揭示他们自我评价的不公正性。我们也可以和他们讨论周围人对自己的正向评价及其产生的可能证据,来揭示他们自我评价的偏差。通过这种方式,我们可以帮助他们消除羞耻感,原谅自我,接纳自我。

例如,一个女研究生,因为单纯,在慌乱中被电信诈骗去一年的生活费。等她醒悟过来,她非常后悔,她觉得自己太笨太傻太没出息,她觉得自己白活了这么多年,觉得自己没有未来。经辅导员介绍来心理咨询。咨询师在听女生哭诉了自己被骗的经历后,询问女生的成长经历。女生告诉咨询师,她父亲很早去世,母亲身体不好,所以生活艰辛。幸运的是,亲戚对自己很多照顾,老师也是。尤其是读大学的时候,老师照顾得更多。这让她感受到了很多人间温暖。于是,咨询师说,其实同学不笨,只是过去受到了很好的保护,缺乏锻炼,见识不多,没有意识到生活还有丑陋的一面。同学既然可以把学习弄好,就可以学好自我保护这一课。这次被骗,是生活给予的教育,是学费。没有这次经历,也许将来会栽更大的跟头。这次被骗,是自己觉悟的开始,补上这一课,自己还有未来。女生笑了。

有时,我们需要的是削弱而不是击破,因为击破有时是一项不可完成的任务,击破只是使得自我否定的声音抽刀断水水更流。接受—承诺疗法指出,你要驳斥一个想法,你就需要判断这个想法的是非真假。在判断的过程中,你会浪费大量时间和能量,你的大脑一遍又一遍地试图让你陷入矛盾之中。

为了克服这一难题,接受—承诺疗法提出了一项技术,名为"去除认知融合技术"(Defusion)。接受—承诺疗法认为,在通常的语境里人们把词汇和词汇所指的事物看成几乎一回事,二者融合在一起(S. C. Hayes, 2005)。"去除认知融合技术"建议人们将自己的想法仅仅看成想法而不是事实,从而削弱内部语言的影响。具体做法主要有以下三种:

(1) 问自己:"这个想法有益吗? 它能帮我创造我想要的生活吗?"如果有帮助,那就关注它;如果不是,就当它在说故事,不去计较它。

（2）问自己："你真的相信你说的话吗？"，"你对自己的评价，你自己服气吗？"很多当事人听到这样的问话后经常给予否定的回答。

（3）将内部语言改为"……，这是一个想法"或者"我'现在'觉得……"。例如，当我们受挫的时候我们常觉得自己很愚蠢。这时，我们可以对自己说："我很蠢，这是一个想法。"或者"我'现在'觉得我很蠢。"有时我们觉得自己没有希望。这时，我们可以对自己说："我没有希望，闯不过去了，这是一个想法。"或"我'现在'觉得，我没有希望，闯不过去了。"古希腊哲学家伊壁鸠鲁指出，悬置判断可以创造宁静。通过这样的语言处理，当事人就悬置了对自我的判断，削弱了自我攻击的力量。这样，我们就可以腾出精力，将它们放在建设性的事情上。

"去除认知融合技术"也可以意象的方式进行。这种方法建议当事人将自己的思想和情绪具象化，无论是以图片还是文字的形式，让它们在没有对人造成伤害之前从人身边飘然而去（Matthew Mckay 等，2007）。这样当事人就避免了沉迷其中，避免了去分析它们，避免死死纠缠它们或者说是避免被它们死死缠住。

具体如下：

● 试想坐在地上看着自己的想法和情绪随着浮云飘走。

● 想象自己坐在小溪边，看着自己的想法和情绪被溪水中的落叶带走。

● 看着自己的想法和情绪写在沙滩上，然后被海浪冲走。

●在进行这项练习时，谨记全盘接受，不要与它们斗争，不要因持有它们而自我批评，要让这些想法和情绪来去自由。

认知疗法则提出"去中心化"法来拒绝自我否定。贝克等（Beck，1979）指出"去中心化"即一种能力，它让我们将认知看作一种心理活动，而不是真理性叙述（David Westbrook，2007）。当事人要避免卷入负面情绪的漩涡，而是要置身事外来观察，认识到这种思想只是一种"观念"，不一定是"事实"。当事人如果能标注出思维的"过程"而不是专注于它的"内容"，那么就达到去中心化了。你可能听说过这样的话："我又开始自我攻击了"，"我又开始看不起自己了"，"我又在吓自己了"……诸如这样的反应就意味着当事人达到了元认知水平。

例如，一个女生怕被冷落，当被他人无意间冷落的时候，会非常气愤。咨询师和其讨论后发现，这和她童年有关。女生童年时常被父母冷落，所以对爱充满渴求，对人充满依赖。一旦被冷落，就会激起自己过去所有的委屈和愤怒的记忆。咨询之后，当再次出现被人冷落而愤怒的场景时候，女生告诉自己"小依赖"来了。女人喜欢卡通人物。咨询师便启发女生为"小依赖"起外号，女生为"小依赖"起名字"小怪兽"。当生气的时候，女生就告诉自己"小怪兽，进笼去"。这个方法成功地帮助了女生。

1.3　坚持自我肯定

所谓自我肯定，指当事人在困难面前主动安抚自己，欣赏自己，激励自己。对于有些当事人来说，仅仅拒绝自我否定是不够的，他们还需要加强自我肯定。自我肯定给人正向的力量，让人振奋，让人感觉到生活的意义。

在心理咨询中，帮助当事人加强自我肯定可以从以下角度入手：

首先，帮助当事人揭示个人的价值。

李白说："天生我材必有用，千金散尽还复来。"人世间，每个人都有自己的价值，都可以对这个世界做出某种贡献。这种贡献可以是对孩子的帮助，也可以是对学生的帮助，对同行的帮助，对国家的帮助，对花草的帮助……因为个人的能力不同，人生阶段的不同，所处的环境不同，各人为这个世界的帮助各有不同。但是诸法平等，帮助的种类和水平是次要的，帮助本身才是重要的。只要人们感觉到可以对这个世界提供某种帮助，个人就会获得一种价值感，而价值感可以让人获得一种强力的安慰。

在心理咨询中，帮助当事人揭示自己的价值也同样可以让其得安慰。遗憾的是，在困扰种当事人经常怀疑自己，这个时候笼统地说"天无弃物"，"每个人都有自己的价值"没有意义。怎么办？咨询师可以和当事人一起挖掘出具体价值，证明它们的存在。

例如，一位大学女生，长期情绪低落，读书吃力，经常在网上宣称要自杀。女生去全国某知名精神卫生中心救治，被诊断为抑郁症。她也希望得到心理咨询的帮助，于是前来咨询。咨询中，女生报告自己中学的时候读书优秀自我感觉却很差。

究其原因,自己得到了来自父母和老师的肯定很少,因为他们经常拿自己和一位各方面都极为优秀的学姐比较。在比较中,自己处于弱势,所以自己很少体会到成功的喜悦。现在自己在大学的学习非常艰难,需要浓咖啡的刺激才能看进书。现在自己的多门功课都不好,几近挂科,而高中的同学很多已经去国外深造,大学的同学也很多去海外交流。自己很伤悲,觉得自己是一个彻底的失败者。父母培养自己花费了很多的时间精力和金钱,但是没有任何回报,反而给他们制造那么多麻烦。她只想结束自己的生命。对于该生的咨询是一个复杂的过程,咨询师运用了多种策略。其中之一,就是咨询师挖掘了她的存在价值。咨询师告诉同学,她从来都具有价值:其一,中国人说,不孝有三,无后为大。她一出生,父母就完成了一件人生大事——他们的生命可以延续了;其二,同学聪明乖巧,给家庭增添了很多的欢乐;其三,同学在小学和中学成绩优秀,父母虽然当面不表扬自己,但是内心的幸福是满满的。同学极大地满足了他们的虚荣心。因此,她对于父母绝非累赘,她一直在做贡献。女生听后,很安慰。

其次,帮助当事人揭示未来的变化。

世界是变化的世界,这可以让人安慰。和前面提到的事实真相类似,人的世界也可以分为两种:一为外部世界,主要指一个人的生活环境、人际关系和生活内容等显性的东西;一为内部世界,主要指一个人的精神追求、感知记忆和情绪状态等隐性的东西。显而易见,人的内部世界和外部世界相互联系，相互影响。无论是人的外部世界还是内部世界随着时间的变化都会发生变化。但是，有时候，人的内部世界变化显著，而有时人的外部世界变化显著。相信世界的变化给人安慰。关于这一点，俄国诗人普希金做了最为生动的阐述。他在《假如生活欺骗了你》中写到："假如生活欺骗了你，不要悲伤，不要心急！忧郁的日子里须要镇静：相信吧，快乐的日子将会来临！心儿永远向往着未来；现在却常是忧郁。一切都是瞬息，一切都将会过去；而那过去了的，就会成为亲切的怀恋。"

在咨询中，帮助当事人揭示未来的变化常令当事人安慰。

例如，一个名牌大学的男研究生被一所普通大学的本科生抛弃，痛不欲生，几欲自杀，来咨询中心求助。咨询师和该生讨论了几年后该生可能的变化：如因为是名牌大学名牌专业的毕业生，因为自己的个人素质，他会在大城市找到一份很好的工作，而大城市很多女士，不论优秀与否，都处在一种待嫁状态。因此，那时自己会在恋爱过程中处于一种相对优势的地位，而不像现在——一个优势很少的人。同学大觉安慰，心情转变。

需要注意的是，在上面的例子里，咨询师主要讨论了外界世界的变化，取得良好效果，但是有时当事人看不到外界世界的变化的可能，或者看不到外界变化和自己当前困扰的关联。这个时候，咨询师就要和他们讨论他们内部的变化，个性、能力尤其是适应能力等的变化，从中发现安慰。

例如，一名男生来求助，他自述："我从小是个听话的孩子,父母也说我从小到大都没有逆反期。但是我觉得我的逆反是一种隐性的表现。虽然来得晚,但是却持久与顽固。我的逆反表现在对于学业的腻烦与不踏实,对自慰的无度和滥用。我想通过与心理老师的沟通来解决我的逆反心理遇到的问题。"咨询师在了解了同学的成长经历后,发现同学小学的时候很乖,高中颓废,大一、大二糊里糊涂,大三开窍,现在取得直升研究生资格。在听完男生的心理历程后,咨询师没有对男生进行任何的分析、建议,而是淡淡地说"一切都在改变",相信同学在电脑游戏与性上的放纵将消失。同学感觉很宽慰,他相信他会随着岁月改变。

最后,帮助当事人揭示事件的意义。

弗兰克说:"人要寻求意义是其生命中原始的力量。"一旦人们发现了意义,很多痛苦皆可忍受。因此,苦难中的人们常常自觉不自觉地来寻找事件的意义,来抚慰自己的心灵。

事件的意义经常可以从两个方向去寻找:

其一,联系自己的过去寻找。

例如,秦朝大将白起南征北战,为秦朝最终统一全国立下汗马功劳,但结局是被秦王赐死。他感叹道:"苍天!我犯何罪,竟至于此!"过了一会儿,他又说道:"我本来就该死。长平之战,赵国降者数十万人,我用欺骗的手段将他们全部活埋坑杀,足以一死。"他将自己的不公平待遇理解成在为自己过去的残暴还债,从而实现了心理的平衡。

其二,联系自己的将来寻找。

例如,一名名牌大学的工科研究生即将毕业,明明知道自己应该投入毕业论文撰写,但是提不起丝毫精神,为此非常苦恼。咨询中,咨询师发现该生对学术研究完全没有兴趣,觉得撰写论文就是浪费时间,且已经找好一份市场销售方面的工作。但是,这份工作要求该生拿到硕士学位。于是,咨询师指出市场销售工作里面也有很多很多极其无聊的工作,如和领导一起陪自己不喜欢的客户说话寒暄等。这些工作需要很强的意志力。毕业论文撰写只是一种学术游戏,的确无聊。但是,完成它可以锻炼同学处理无聊事务的意志力。同学认同、释然。

2 对他人的同情

注意力是一块大蛋糕。当人们去同情他人时,他们即不再把注意焦点放在自己的痛苦之上。对自我关注的减少,可以有效减少自己的痛苦。人的痛苦,很多时候就是因为花费太多的时间去咀嚼痛苦。此外,关注同情他人,将自己的命运和他人的命运联系在一起,还可以开阔自己的心胸。这样,自己就站在新的高度上看待自己的喜与悲。

对他人的同情,形式有多种,既可以是同情他人的欢乐,也可以是同情他人的痛苦。至于同情的对象,既可以是与当事人的问题密切相关的人,也可以是与当事人的问题几无关联的人。所有这些,都可以对人的心理产生积极的影响。

咨询中,对他人的同情的运用需要注意以下三点:

2.1 感知他人

感知他人是对他人同情的基础。同情是为他人的痛苦而痛苦,为他人的欢乐而欢乐。这里的前提就是要感知到他人的痛苦和欢乐,不能感知到他人的痛苦与欢乐,就无所谓同情。在心理咨询中,运用同情他人策略,就要求当事人通过某种方式了解他人的生活,感知他人的世界,感知他人的思想情感。

感知他人的一种最简单的方式就是走进他人的生活,体验他们的生活,用眼睛去看他们的世界,用耳朵听他们的世界,用鼻子闻他们的世界,用手去触摸他们的世界,用脚去丈量他们的世界。

但是,有时候直接走进他人的世界不切实际,如他人不在身边,双方交流缺乏等。这决定了当事人只能以间接的方式去走进对方的内心世界,感知他人的思想情感。也就是人们常说的将心比心,换位思考。间接的方式有:(1)分析讨论,(2)角色扮演。分析讨论系指,咨询师与当事人,一起分析讨论他人的处境和行为表现,理解其内心的想法和情感。

例如,一名女研究生前来咨询,咨询主题是和男朋友的相处。同学和男友很相爱,但是男友过去没有谈过朋友,有时不够体贴,自己有时很郁闷。咨询师建议同学有要求要直接说不出来,男生搞技术的,让他猜太累。另外,同学希望结婚,希望去男朋友家，男生犹豫。咨询师指出男生现在学校，事业未定，不做结婚决定是当然的事，说结婚也是大骗子。结婚就是赶潮流，毕业后，同学们纷纷结婚，两个人就会自然结婚，无须多虑。同学特别开心。先前同学就此事找过其他老师，老师说的很极端，好像说男友不太好，女生不认同。

有时候，因为当事人对他人的情绪很大，并不适合分析讨论。这个时候，可以尝试角色扮演法。角色扮演也有两种方法，一种是在咨询的当下运用空椅子技术，说出自己对他人想说而没有说出来的话，然后坐在另外一个椅子上，以他人的语气说出他人的观点。有些人不善于对面表达，这个时候，也可以用书信的方式开展。这个方法由日本学者春口德雄（1987）提出。具体为站在自己的角度给他人写信，写出自己对于对方的情绪等，然后再站在对方的立场，以对方的口吻给自己回信。这样，多次来回，促进当事人表达出对对方的情感，也感知对方的思想情感，起到很好的作用。

2.2 支持他人

支持他人是同情他人的核心。很多时候同情就意味着对他人的支持，没有支持就无所谓同情。在心理咨询中，支持他人，意味着当事人在感知到他人的痛苦或欢乐的基础上，去帮助他人增加欢乐，减轻痛苦。在此过程中，当事人收获价值感，收获成就感，从而走出困扰的阴霾。

支持他人的一种最质朴的方式就是陪伴见证。关于陪伴见证，爱伦沃福特说："陪伴是保持静止，而非急着前行；是发现沉默的奥妙,而非用言语填满每一个痛苦的片刻;是用心倾听,而非用脑分析;是见证他人的挣扎历程,而非指导他们脱离挣扎;是出席他人的痛苦,而非加强秩序和逻辑;是与另一个人一起进入心灵深处探险,而非肩负走出幽谷的责任。"当一个人忧伤的时候,常常觉得自己孤单,觉得自己不为人理解,不为人接纳,觉得世界在离自己远去。这个时候,陪伴对方,倾听对方,让她感觉到有个人在关心自己,在乎自己,接纳自己。当一个人欢乐的时候,常常觉得自己幸福,世界美丽。这个时候,如果有人肯定他的感受,分享他的感受,他的幸福常加倍。对于当事人来说,因为陪伴和见证,自己和他人紧密地关联在一起,而不在自我封闭的牢笼里。在心理困扰的时候,发现自己的价值,贡献自己的价值,对自己是一种莫大的安慰。

有时候,单单陪伴见证是不够的,还需要给他人一些切实的帮助,如根据他人的具体情况,为减轻痛苦或增加欢乐给予行动建议。例如,当他人学习不好的时候,帮助他人辅导功课;如果他人找工作遇到困难,当事人可以帮助他们修改简历;如果他人情感遇到困扰,当事人可以帮助他人一起分析原因,寻找对策。当事人在他人痛苦的时候,努力让他人看到希望,看到问题的解决之道,这会给当事人一种成就感,一种价值感。他人对当事人的感谢和肯定更是对当事人的莫大安慰。

我们还可以用精神支持的方式表达我们的同情。所谓精神支持,指人们求助于超自然的力量,去表达对他人的一份美好祝愿。有时候，由于条件的限制，人们并不能去陪伴见证他人，也不能给人切实的帮助。这个时候，人们常可以精神支持的方式表达自己的情感，常见的方式有专门去某个教堂寺庙、名山大川或任何可以给自己带来神圣感的地方，去为他人祈祷，为他人祝福。

例如，一个小伙，爱上一个已婚的女士。该女士常受其丈夫的家庭暴力。女士非常想让小伙带自己离开，但是小伙出于种种考虑给予了拒绝。几个月后，女士自杀身亡，小伙肝肠寸断、悲痛欲绝，久久不能走出。为了救赎自己，小伙寻求心理咨询的帮助，但是咨询师对他的帮助非常有限。后来，小伙的一个朋友对他说："你既然爱她，就当按她家乡的习俗给她立一个碑，去表达你的爱。她若泉下有知，心当安慰。"小伙听从了朋友的建议，为女士树了碑。之后，小伙心里暖暖的，状态也慢慢好起来。

精神支持有一种特别的形式，叫慈心冥想。慈心冥想源于佛学，具体做法为：开始时先调整好禅修练习的姿势，在坐好之后便可以将专注力转向自己的呼吸。接下来，在内心唤起你想同情的，现在正在遭受痛苦的人的形象——如果你想要应对悲伤、愤怒或抑郁，你可以将自己的专注力投向某个你认为非常悲伤、愤怒或绝望的人。在每次吸气时，你要想象自己吸进去的是那个人的痛苦；在每次呼气时，想象自己正将宁静、快乐以及能够缓解其痛苦的一切都呼出来传送给他或她。这样做的目的是将别人的痛苦完全吸收给自己，并练习如何与痛苦相处，同时将慈爱传送给对方（Ronald D. Siegel，

2000）。

慈心冥想有时会有很好的效果。例如，一位男生来咨询求助。他在远离家乡的一所大学读书，就在自己临近毕业的时候，母亲查出肝癌。于是，自己常返回老家看望母亲。可是，自己的事情很多，要准备毕业论文等，而且学校的管理严格，自己请假很费力，所以回去很不方便。父母亲出于对自己的爱，也坚决反对自己经常回去看望母亲。为此，男生很痛苦。在心理咨询的时候，咨询师使用了慈心冥想，男生在冥想的时候，想到了小时候母亲带自己在乡间散步说故事的场景，感觉很温馨，自己的情绪得到很大的改善。

2.3 尊重差异

人和人是不一样的，我们需要提醒当事人在帮助他人时尊重人和人之间的差异。米尔顿·埃里克森说："每个人的世界地图都是独一无二的，就像指纹一样。没有两个人是想象的，也没有两个人会以同样的方式去理解一个句子……因此，在和人打交道时，不要试图让他们符合你的观念，认为他们应该什么样子。"Marilyn Alkinson 和 Rae Chois（2007）指出，尊重差异，允许人们有自己独特的解决方案，可促进人们负起责任，彰显生命的力量，从而达成自己的目标。此外，他们内在的发现和选择的路径，会比任何其他人给的解决方案都更有效地匹配他们独特的渴望。

弗洛姆说：假如没有爱的第三种要素——尊重，那么责任有可能蜕变成支配和占有。尊重不是害怕和畏惧，其本义是按其本来面目发现一个人，认识其独特个性。尊重意味着一个人对另一个人成长和发展应该顺其自身规律和意愿。尊重蕴涵没有剥削。让被爱的人为他自己的目的去成长和发展，而不是为了服务于我。如果我爱另一个人，我感到与他或她很融洽，但这是与作为他或她自己的他或她，而不是我需要使用的工具。很明显只有我独立了，只有当我无须拐杖也无须支配和剥削任何人而立足和前进，尊重他或她才是有可能的。尊重仅存在于自由的基础上，正像一首法国的诗歌所吟："Lammoup est lenfant dela liberal"（爱是自由之子），绝不是支配的产物。

在心理咨询中，一些当事人恰恰在这一环节出现问题。例如，一个中学女生，语文、外语和历史成绩很好，物理和化学很差。她若选择文科，则进入好大学的可能很大，但若选择理科，则很困难。因为她的父母亲和老师都建议她填报文科，但是她自己却坚决拒绝。双方僵持不下，女生情绪很差。来咨询后，女生了解到原来她是为了还愿：她的父亲过去读书很好，喜欢理工科，但是因为十年浩劫，没有机会读大学，这也成为了父亲终生的遗憾。女生看在眼里，痛在心里，她期望自己去报考理科，圆父亲的梦。在这里，女生同情父亲，没有错，但是她没有尊重父亲——她的父亲并不希望女儿以这种方式同情他。

尊重意味着宽容，宽容他人的不足与错误。在与人相处中，在助人的过程中，我们常常轻松发现他人的不足与错误。有时我们谴责他们，有时我们想强迫他们改变。生活中，很多时候正是这一点制造了我们的困扰，因为他们不认为自己错误,因为他们抗拒改变。于是,我们卷入战争。我们挫败、哀怨。实际上,一个人眼中的错误,在更高的视角去看,可能不是错误。即令是错误,但人非圣贤,孰能无过。犯错是我们的宿命,也是我们的权利!己所不欲,勿施于人。我们需要拒绝傲慢,宽容我们和他人的不足与错误(除非他们的行为威胁到了人的生命)。唯此,方得自由。

3 小结

同情维度是心理咨询中非常重要的一个维度,它分为对于自身的同情和对他人的同情两个方向。其中,对自身的同情,可以从直面事实真相、拒绝自我否定和坚持自我肯定三个方面展开;对他人的同情,可以从感知他人、支持他人和尊重他人三个方面展开。

对自我的同情和对他人的同情虽形式有所不同,但本质上是一体的。从佛学的观点看,一个人只有学会了从内心关心自己、肯定自己,才能真正地关心他人、肯定他人。如果一个人在内心一直否定自己,但却努力善待他人,就会人为地在人我之间划出一道界限,造成一个人内心的隔离和孤独(Kristin Neff,2011)。

虽然前文主要着眼于对人的关心,但世间每个生命都和我们息息相关,关心体恤它们都可能促进我们的成长。事实也是如此——很多人正是靠着种植花草、饲养宠物,或走进自然、亲近自然,来突破自我中心,走出小我天地,实现内心的平静。

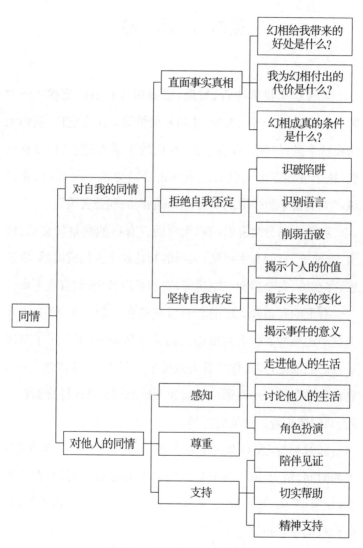

图 3.5 同情维度技术要素图

第六节 利　益

人在这个世界生存、发展,需要很多利益的支撑——食物、住房、衣服、工作、友谊、亲情和爱情等。没有它们,我们无法在这个世界存活;没有它们,我们的生活太过苍白;没有它们,这个世界亦失去色彩。也许正是因为这个缘故,马克思说:"人们奋斗所争取的一切,都同他们的利益有关"。

利益可以分为有形的和无形的。有形的利益如食品、住房、金钱等,它们真实可见;无形的利益如个人的成就感、价值感、存在感、安全感和控制感等,它们若隐若现,但真实不虚。

有形的利益和无形的利益常交错在一起。生活中,很多人在用漂亮的衣服去获取他人的关注和赞美,用大房子来展示自己的成就,用工作成就去赢得个人尊严,用刁难他人去彰显自己的存在……有形的利益和无形的利益就这样交织在一起,共同建构着这个婆娑世界。

面对利益,人们有两个基本方向,一为舍弃,一为争取。人的时间、精力、能力和时运等决定了人必须有所为,有所不为,正所谓"鱼,我所欲也,熊掌亦我所欲也;二者不可得兼,舍鱼而取熊掌者也。"

虽然道理非常简单,但是很多人却在行为上陷入困境:他们或难以舍弃一些须舍弃的利益,或不敢大胆争取一些须争取的利益。他们犹豫彷徨,痛苦迷茫。他们在理性上知道自己该如何选择,但是在行动就是做不到。这个时候,心理咨询如果能够帮助他们舍弃当舍弃的利益,争取当争取的利益,他们即解脱。

1 舍弃

面对利益的舍弃,很多人的内心都有伤痛,因为人性决定了绝大多数人都希望自己拥有的利益越多越好。但是为了自己的核心利益,为了某个集体,为了某种信念,抑或为了自己和他人更好地生活在这个世界,理性会帮助人们舍弃些利益,纵使心痛。例如,很多父母为了孩子,省吃俭用,供孩子出国。其实,他们何尝不想吃的好一些,用的好一些,但是为了孩子,他们甘愿舍弃这些利益。

咨询中的当事人和正常人却有所不同。尽管他们理智上告诉自己当放弃某种利益(如一段互相伤害的情感),但是行为上他们做不到。因此,他们依然沉溺其中,纠缠不休。他们期望咨询师能帮助他们放下,帮助他们开辟新的生活。

面对利益舍弃的问题,咨询师可以从以下三方面去着手:

1.1 帮助当事人探索内心掩藏的眷恋

当事人不忍舍弃某种利益,一个直观的理由是这些利益与很多眷恋捆绑在一起,它们同呼吸、共命运。它们难舍难分。利益的舍弃将意味着这些眷恋的破灭。为了眷恋的存在,当事人自拼死坚守。换言之,眷恋给当事人的坚守以强大的动力。因此，要帮助当事人舍弃利益，必须挖掘出他们内心的眷恋。很多时候，一旦眷恋挖出，利益的舍弃即完成。

为此，我们可以和当事人讨论以下三个问题：

自己曾经有哪些规划？

许多人对人生有着非常细致的规划，他们认为这些利益是成就个人梦想的前提条件。他们想凭借这些条件一步步实现个人的梦想。因此，若这些条件或者利益失去，梦想也将随之破灭。例如一位大学生梦想去世界著名大学读博士，为了达到这一梦想，他做出的规划是每门课 90 以上。这个时候，某门功课的分数高低，就关系到他的切身利益。高分的失去就意味着名校的远离。为此，他们可能铤而走险，作弊，甚至威胁任课老师。

但是，我们若再长远一些看，当事人那些小梦想也只是手段。前面的大学生进入世界名校学习，是为了成为一名优秀的科学家。在这里，进入名校学习就只是一种手段，一个阶梯、一座桥梁。德国哲学家西美尔说，渡河时，桥是一种中介，一种手段，目的是让我们到彼岸。我们当走过桥梁，而不是停留在桥上。遗憾的是，人们生活中常犯的一个错误就是陷入路径依赖，伫立在桥上，甚至在桥上安家，而将到彼岸遗忘。这就是那位大学生的悲剧。

自己曾经有哪些付出？

为了获得某种利益，当事人经常付出很多的艰辛。这些艰辛,包括个人的时间、精力、金钱等。一些投入甚至坚持了很多年。他们融入了当事人的血液,令其难以忘记。为了证明自己先前投入的正确,为了不否定自我,人们常常身不由己地继续投入——表现出来就是紧紧地盯住利益不放手。

以上现象在心理学上叫行为陷阱。行为陷阱(behavior trap)是指这样一种情境:个人或群体从事一项很有前景的工作,最后变得不尽人意并且难以脱身(Scott Plous,2001)。当以前花费的时间、金钱或者其他资源让人们做出了他们本不会做出的选择时,投入陷阱就出现了。用决策理论的术语来说,这些陷阱导致了"沉没成本效应"(sunk cost effect)。Baruch Fischhoff 等人说:"美国任何一个大型的水坝只要开工就不会半途而废的事实表明,一点点的水泥都能在一个关键问题中起作用。"

自己曾经有哪些欢乐?

很多人之所以不愿意舍弃某种利益,是因为它们曾经给带来自己欢乐。这些欢乐刻骨铭心,让人感动。当一对有情人相爱的时候,他们间有很多快乐的时光,现在却要和它们告别;当自己在某个名校学习的时候,自己感受到很多的荣耀,现在却要和它们告别;当自己在某个公司工作的时候,自己曾有很多的好情谊,现在却要和它们告别……这些欢乐让人无限留恋。离开它们让人心碎。

有些欢乐掩藏在人心的最深处。例如,在现实生活中,人们常常沉迷于某种非建设性的人际关系之中,不能自拔,实为内心的依赖感之故。关于此，印度思想家克里希那穆提说："一个人如果心灵空虚、自信心不足、身体孱弱、没有斗志、能力不够、思维混乱，就会依赖另一个人以弥补那些不足，弥补认知上的欠缺，以及在道德上、智力、情感和体力上不堪独自一人承受的感觉。人有依赖感还因为人希望有安全感。孩童需要的第一件事就是安全感。大多数人都想拥有安全感，安全感暗示着舒适。"换言之，"我依赖你"是因为你给我快乐、安逸、满足、安全、平衡、和谐，与我做伴，和我一起……我在感情上、身体上、智力上或某些其他方面依赖你，在内心深处总感觉无助，认为自己被所有人排斥在外，这种孤立无援的感觉令我痛苦，也导致我迫切要求同他人求认同感。

1.2 帮助当事人转变对于利益的态度

对于一些当事人，挖掘出利益蕴含的意义就开始释然，但是很多人却依然不愿放弃。这个时候，咨询师需要帮助它们转变对于利益的态度，帮助他们认识到继续追逐的荒诞。如此，当事人才会停止追逐，停止自我折磨，停止困扰和痛苦。如果当事人对待利益的态度没有改变，那么自我折磨将继续，困扰和伤害也将继续。

关于此，心理咨询可以从以下三方面着手：

帮助当事人明了利益的无常性

任何利益都是一种因缘际会，都是一系列主客观条件下的产物。一旦主客观条件变化，利益即无法存留。然而当事人常常告诉自己，"再要这一次"，"再多一点点"，"以后再不了"……他们下意识地以为坚守没有关系，坚守以后明天会更好，坚守以后自己从此金盆洗手。有时候，他们甚至以为再坚持一会，奇迹就会发生——心爱的人会回心转意，领导会改变态度，失去的财富会再回来……

咨询要帮助当事人破除这些幻想，让其意识到不会有奇迹。中国人常说："命中有来终须有，命中无来莫强求。"很多事，无论你怎么牵挂，怎么努力，都注定没有结果。我们需要服从"天命"——对于已经失去的利益，我们要明白"昨日像那东流水，离我远去不可留"；对于行将失去的利益，我们要明白"相聚离开都有时候，没有什么会永垂不朽"；对于没有得到的利益，我们要明白"本来无一物，何处惹尘埃"！

最后，既然利益具有无常性，这意味着我们很可能得不到这些利益。既然我们曾经切实地得到这些利益，这本身就是一种莫大的幸运。我们何必祈求更多！我们当庆幸，当知足，当感恩。很多失恋中的人们，正是凭借这一点获安慰、获平衡。中国流行歌曲《萍聚》所表达的就是这样一种心态："别管以后将如何结束，至少我们曾经相聚过。不必费心地彼此约束，更不需要言语的承诺。只要我们曾经拥有过，对你我来讲已经足够。"

帮助当事人明了损失的有限性

任何利益对人的贡献都是有限的。因此，舍弃它们所造成的损失也是有限的。但是咨询中，当事人失去某种利益常觉得自己失去了生活的全部。例如,自己被女友抛弃,就觉得这个世界抛弃了自己,从而生无可恋;自己一门考试失败,这个世界都坍塌了,未来一片黑暗;职级晋升失败,自己的职业发展大门就此关闭,幸福也从此结束。

咨询师要和当事人讨论利益的有限性,帮助他们认识到任何利益都不是生活的全部,任何损失都是有限的。例如,失恋的人在恋爱前生活得很好,很多人没有爱情也生活得很好;一门考试失败,天塌不了,可以补考,可以重修,可以考研,可以工作,可以跳槽;职级晋升失败,可以追求专业的发展,可以写作,可以授课,可以相夫教子,可以唱歌跳舞……台湾学者彭明辉(2012)说:"生命是一种长期而持续的累积过程,绝不会因为单一的事件而毁了一个人的一生,也不会因为单一的事件而救了一个人的一生。"我们无须放大那些利益的价值,无须放大自己的损失。任何利益的失去,都不是世界末日的来临。

帮助当事人明了舍弃获得的收益

舍弃带来的第一种收益就是远离危险。利益中常蕴含危险,因此舍弃利益也就意味着远离危险。老子说:"五色令人目盲,五音令人耳聋,五味令人口爽,驰骋畋猎令人心发狂,难得之货令人行妨。"既然如此,塞翁失马,焉知非福,我们放弃利益,也就在放弃痛苦! 我们放弃利益,也就在创造幸福!

舍弃带来的第二种收益就是收获新的利益。中国人常讲"舍得舍得,有舍即有得"。当我们舍弃某种利益的时候,我们常可得到另外的利益。和当事人一起发掘出这些另外的利益，常给人安慰。例如，一个男生不再牵挂女生，可以将更多的精力投入学习、运动，或者其他喜欢的事情；一个员工断绝对领导垂青自己的念头，工作可以更加自由潇洒；一个领导退休，可以更多地注意身体健康和自己的内心生活。

1.3　帮助当事人调整个人的行为方式

对于很多当事人来说，态度转变是一回事，行为改变却是另一回事。但是如果行为没有改变，那么当事人的伤害就在继续，困扰也在继续。因此，心理咨询需要帮助当事人做出行为改变，让伤害中止，也让困扰中止。那么，如何帮助当事人从行为上做出改变呢？

减少激发相关欲望的刺激

减少外部刺激可以有效地减少欲望的激发。很多欲望的激发都是外部刺激和内部念头相互作用的产物。如果没有外部刺激，很多欲望就不会被激发出来。以戒烟为例。很多吸烟者下定决心戒烟，并坚持很久。但是，后来遇到吸烟的朋友时，朋友相劝，他们又不自觉地拾起了香烟。试想，如果没有这些朋友的相遇，他们中的很多人可能真的戒烟成功。关于此，儒家提出："非礼勿视，非礼勿用，非礼勿听。"即不去看，不去听，不去碰与要舍弃利益相关的事物，从而减少外面的刺激。

对于决心和前恋人结束关系的人来说，处理信物即是一种必要的措施。因为每一件信物都会勾起回忆,让人难以释怀。有的人为此还删除对方的微信,更换手机号。所有这些都在提醒自己要告别过去,开启一段新的生活。处理信物也在积极暗示自己,过去的已经结束了,永远不会再回来。否则,人们常不自觉地期待旧梦重温,一切宛如往昔。

阻断与利益相关事物的联想

有时候,虽然没有外在的刺激,但是当事人还是会不自觉地想到相关的利益,想去追寻。因为思维自有思维的规律,人并不能控制思维的诞生。

不过,人们虽然不能决定念头的诞生,但是可以通过做事情转移注意或冥想技术不让念头持续。例如一个当事人在夜深人静的时候,想到前女友,想和她联系。这个时候,他可以尝试冥想技术。例如,当头脑中出现前女友意象时,想象脑袋上有个巨大的按钮。在意象清晰的时候,一按按钮,意象像相片胶卷一样曝光。或者,想象前女友的形象从眼睛的正前方一点点地走向远方,逐渐变远变小,直至消逝在视野里。或者,想象女友走上高铁,高铁发动,高铁驶离。

做好欲望活跃期的时间管理

所有欲望都有个活跃的时段,管理好这个时间段对抑制欲望关系重大。例如,一些游戏成瘾的同学,虽然知道自己决心戒除网瘾,可是到了黄昏时分,脚变得不听使唤,想直奔网吧而去。有些失恋的人,在黄昏时分会特别想联系昔日恋人,然而恋人联系起来只是给自己伤害。

这个时候，咨询师可以和当事人未雨绸缪，提前做好预案，防患未然。例如，对于前面提到的这个游戏成瘾同学，可以和好朋友提前约好晚上一起去图书馆学习。如果同学没有空，或者自己没有约，同学也可以用深呼吸等方法抑制冲动，让自己脑袋静下来。然后问自己要什么，立即行动起来。很多时候，人的脑袋静下来，冲动也将随之降下来。

2 争取

争取利益是人的一种本能。司马迁说："天下熙熙皆为利来，天下攘攘皆为利往。"为了生存和发展，人们会自然地去参加利益的追逐。例如，为了改善生活，很多农民去城市打工；为了职称评定，很多大学教师读文献、写文章；为了有女朋友，很多人积极与女生交往说话……虽然，他们清楚地知道自己的努力不一定成功，但是依然心怀梦想，努力前进。

咨询中的当事人与常人却有所不同。他们的理性告诉他们当争取某种利益，但是行为上依然选择退缩与拖延。退缩与拖延之后，机遇溜走，他们懊恼、沮丧，甚至愤怒。咨询中这样的例子比比皆是。例如，一个大学毕业生不敢去应聘某个心仪的岗位，妻子不敢对丈夫提正当要求；员工不敢向领导提一个创意……他们的理性告诉他们要去争取、去前进，但在最后的关头，他们退缩了。这个时候，如何帮助当事人大胆坚决地向前，就成为心理咨询的一个使命。

面对利益争取问题,咨询师可以从以下三方面去着手工作:

2.1 帮助当事人探索内心掩藏的恐惧

当事人退却,一个直观的理由就是他们内心的恐惧妨碍了他们的前行。此时,心理咨询需要静心来倾听当事人的恐惧。这样,当事人在诉说过程中,思路得到理清,内心得到安慰,恐惧的力量亦削弱,甚至瓦解。很多时候,当事人诉说之后,勇气即从心中升起,进而做出过去不曾做过的事情。例如,一个大学生一直不敢拒绝他人的要求,自己很恨自己。在一次诉说之后,他竟坚定地拒绝了舅舅吃饭的邀请,舅舅劝说许久他仍然坚持了下来。拒绝之后,他体验到一种巨大的成就感。

为了帮助当事人明晰内心的恐惧,咨询师可以和当事人讨论以下问题:

如果失败了,会发生什么?

询问"如果失败了,会发生什么?"聚焦的是当事人的失败恐惧。对于失败的恐惧是心理咨询中最常见的现象。失败的核心是未能达成期望的目标。它可能是和朋友打球输了那样的小事一桩,也可能是恋人突然离去那样的晴天霹雳。无论哪一种,它总是会给人带来伤害。没有人会因为失败而洋洋得意,失败让人感到失望、羞耻、崩溃。作为社会性动物,我们对于在公共场合的失败尤为敏感,被他人看到了自己的短处更是令人难堪。同时,失败还会蚕食人们的自信,这反过来又会导致缺乏自尊、无法集中精神的等心理问题。随着失败次数的增多,此类情绪问题变得日益复杂。研究人员已经发现缺乏热情、信念、专注以及兴趣会导致长久的失败。鉴于此类与失败相关的各类负面情绪,人们总是会被自己或他人可能遭受的失败吓倒,这才是失败与勇气息息相关的节点:对失败的恐惧削弱了我们的行动意愿(R. B. Diener,2006)。

如果成功了,会发生什么?

询问"如果失败了,会发生什么?"聚焦的是当事人的成功恐惧。有的当事人不是害怕失败而是害怕成功。1969 年,Horner 在女性成就动机研究中首次提出"成功恐惧"的概念,指个人由于预见到成功会产生使人恐惧的结果,所以在以后从事类似活动时可能放弃积极行动,改以消极应付行为。后续研究显示成功恐惧并不是女性的专利,在男性中同样存在。成功恐惧与对成功结果的预测有关,是对成功可能带来的压力或孤独、后悔、紧张等负性情绪,它主要体现在以下五个方面:(1)学业或事业压力,担心成功后不能保持现在的好成绩或更上一层楼;(2)人际关系,担心事业成功可能导致择偶困难,或影响家庭生活,或因树敌多而遭人排挤和疏远;(3)生活情趣,担心事业成功后不得不放弃自己的兴趣爱好,从而影响生活品质;(4)对成功的否定,认为自己的成功只是一种偶然和运气,不是自己的真实水平,所以非常心虚,担心自己以后一定会穿帮,被人嘲笑。(5)指标提高,担心成功后父母、老师或单位领导对自己的期望加码，任务加码，令自己更加辛苦。并且自己最后一定会无法胜任，这必然导致期望者对自己失望、抛弃。

如果去做了，会发生什么？

询问"如果去做了，会发生什么"聚焦的是当事人的过程恐惧。有的当事人对于结果关注较少，畏惧也较少，他们关注的是过程，他们害怕的也是过程。成功无坦途。在利益争取的过程中，人们要付出很多艰辛，经历很多的煎熬，这让很多人怯步。他们不愿意承受这些艰辛、承受这些煎熬，因为追逐的过程常有违自己的个性，有违自己的兴趣，触碰了自己的弱点。例如有的人喜欢玄思，当需要出国参加学术交流的时候，他即非常犹豫。为什么？因为出国需要办理很多的手续，需要向学校打很多报告，填写很多表格，准备很多的资料，这让他感到自己很不胜任，所以尽管他知道出国交流是一种很好的学习，但他依然想放弃；有的人，孩子生病，需要朋友帮忙介绍医院，虽然他知道朋友可以帮到他，但是还是非常难为情，非常犹豫。为什么？因为他害怕难为情，害怕麻烦朋友，所以想放弃；有的人，因为学习，需要去实验室见导师，但是自己常回避。为什么？因为害怕看教授冷峻的脸，害怕面对教授的霸道专横。

为了掩饰自己内心的恐惧，为了维护个人的尊严，一些当事人常为自己的退缩给出一些冠冕堂皇的理由，如"自己能力弱"，"朋友不支持"，"自己在等待"，"想过一种简单的生活"……

这些理由初听起来似乎很有道理,但是实质是一种掩饰,他们想借此保留一份尊严。理解当事人的这种心情,然后揭穿当事人的把戏,经常可以促使当事人投入到行动中来,勇敢地追寻心中的梦。很多时候,揭穿了,当事人也释然了。

2.2 帮助当事人转变对待风险的态度

对很多当事人来说,单单知道他们恐惧的原因是不够的,我们还需要帮助他们转变对于风险的态度。否则,当事人的行为依旧,伤害依旧,痛苦依旧。而一旦转变对待风险的态度,有些人即大胆出击,甚至因此而一举摆脱困扰,冲出困扰。

如何转变对待风险的态度,可以从以下三个角度入手。

帮助当事人认识风险的边界

当事人在担心、焦虑的时候常做漫天的想象,想象自己的工作没了,想象很多人无时不刻地嘲笑自己,想象亲人的失望眼神……这种想象将他们吞噬。这个时候,如果他们认识到风险的边界,知道即使自己失败,工作还在,或者即使失败,学籍还在,或者自己失败,女友还在……他们经常得安慰。老子说:"吾所以有大患,为吾有身,及吾无身,吾有何患?"对于绝大多数人来说,最大的恐惧是死亡。因此,当他们知道无论问题多么严重,但是他们的性命没有问题,他们的心就安了。生活中,一个人不敢见一个人,大家常说:"怕什么怕,他又不能吃了你!"说的就是这个道理。

在历史上,开利先生就此提出过有名的开利公式。开利先生是冷气界卓越的工程师,后来创立世界知名的开利冷气公司。他根据自己的人生经历,提出以下方法来对抗焦虑:(1)先无畏地分析整个情势,并找出这个挫折所能带来最坏的状况是什么;(2)考虑可能发生的最坏情况后,想办法接受它;(3)平静地想办法从已接受的最坏状况中谋求改进。开利说,这个公式为什么会起效?因为人如果一直忧虑下去,就永远找不出解决办法。因为忧虑最大的杀伤力,在于它摧毁我们集中思考的能力。我们忧烦时,会胡思乱想,失去做决定的能力。然而,一旦强迫自己面对最坏的状况并在心理上真正接受它,我们即能拨云见日,集中注意力解决问题。

帮助当事人认识个人的身份

人生活在社会里,就拥有很多身份。身份让我们与世界相连,给我们一种归属感。前文提到,身份包含两个方面,一为人的责任,一为人的权利。一旦人们意识到自己追求利益的过程是身份要求的时候,经常产生某种使命感,从而激发出勇气。强化人的责任意识可以给人勇气。林则徐的"苟利国家生死以,岂因祸福避趋之。",说的是为了国家的利益,自己个人的荣辱得失均可不计。老子说:"慈故能勇",说的是将利益的追求与对某个人的爱联系在一起,也可产生勇气。同样的,强化人的权利意识也可给人勇气。当我们意识到我们争取利益就是捍卫权利;不争取它,自己的权利就会受到侵犯甚至践踏!此时,一股怒火油然而生。愤怒能使人体迅速进入强烈的应战状态,它通常会掩盖人们对于自身能力的怀疑或是对自卫本能的关注。尽管愤怒这种情绪声名不佳，但它却能激发勇气。愤怒能够让我们产生更强烈的自我保护感以及较少的妥协。有些人甚至不惜以命相搏！

我们每一个人都有一个身份常被忽略，那就是我们是与神相对的普通人。

这首先意味着，我们不是神，我们具有无可回避的局限性，我们不能预测、决定未来。关于此，老子说："前识者，道之华，而愚之始"，大意为预测未来是一件很愚蠢的事情。遗憾的是，焦虑中的人们花费了大量的时间精力预测未来，他们想明确知道成功的机会，他们不希望有意外。为此，他们不停顿地思考、评估。但是未来没有发生，自己的情绪不停变化，自己的答案变动不居！这个时候，如果他们知道人的局限性，知道人神的分工，他们常坦然。孔子说："谋事在人、成事在天。"大义为努力是人的本分，结果是老天的事，人不应当也无法预测、决定老天的决定。是福不是祸，是祸躲不过。人的精力就此腾出！

这还意味着人和人之间是平等的。这在我们与重要他人交流的时候尤为重要。当我们和地位尊贵的人交流、交往时，我们常感受到对方的权力，一种可以决定自己命运的权力。为此，我们心怀胆怯，诚惶诚恐，放不开手脚，不敢表现自己，不敢表达自己，不敢主张自己的权利。面对此景，孟子云："说诸侯，当藐之，勿视其巍巍然"。大意为，当我们和地位尊贵的人说话时，我们要藐视他们，不要把他们高高在上的权位放在心上。换句话说，就是把他们当做普通人——明白他们有他们的悲哀与卑微,而我们有我们的幸运与幸福。在和他们说话的时候,我们可以留心他们的鼻子、眉毛、头发、额头的痣——那里会提醒我们,他们也只是寻常人。

帮助当事人认识个人拥有的资源

资源的内涵丰富,它泛指有利于利益争取的一切主客观条件。这些条件,有些属于个体自身,如个人的年龄、性别、能力、性格等,有些属于周围环境,如社会地位、人际关系。毛泽东说:"手里有粮,心里不慌。"当一个人感觉到自己有可以利用的资源时,行动常更有底气,也就更加勇敢地追求自己的利益。资源无论来自内部还是外部,都可以帮助当事人克服恐惧,大胆追求相关利益。例如,一个 24 岁的女子知道自己还有 5 年时间探索爱情的时候,心得安慰;一个本科生知道自己可以凭借自己的文学才华谋生的时候,心得安慰;当一个博士生知道自己的师兄可以帮助自己研究的时候心得安慰……

在各种资源里,社会支持在激励当事人争取利益中居于特别重要的地位。人是一种脆弱的动物。因为脆弱,所以需要群居,需要相互扶助。脆弱的时候,如果人们能感受到来自外界的支持,他们将更加勇敢地面对生活的挑战。关于此,前苏联音乐教育家根纳季·齐平说:"人的心理的稳定性大多数是虚假的,而不是真实的。世界最著名的人物,他们既有心理方面的不协调,也有尖锐的内心冲突;他们也经常有(大概比他们想象的更经常)感情脆弱、怀疑一切、动摇不定的时刻。正因为如此,如果神经过敏的人身边有一个能够使他在最困难的时刻感到振奋并支持他的人，实在是最好不过了。"

　　社会支持首先是来自现实的支持。关于现实支持，美国心理学家 R. B. Diener（2006）指出，来自社会的支持有助于获得勇气，亲朋挚友能够把他们的正能量传递给我们。人类是非常善于觉察他人情绪，也容易受到感染，我们可以借此从他人身上获取勇气，这种技巧被称为社会缓冲。研究证实，拉近身体间的距离、身体接触和安慰的话语都具有降低恐惧的作用。当事人可以有意识地利用这一点。例如，很多当事人就公众讲话焦虑来做心理咨询。西方演讲家建议焦虑的演讲者在演讲时将目光锁定在个别友好听众身上，仿佛这个演讲就是讲给他们听的，这样可以令其表现从容淡定。其外，当事人也可以公开演讲前，给积极乐观的朋友电话、微信等，获取安慰、鼓励。一位女生就是这么做的，她在面试演讲前几分钟很紧张，就微信一个乐观开朗的朋友。朋友微信回复她："告诉自己，本姑娘风华绝代、才貌俱佳，进贵公司工作是贵公司的福气；不进贵公司，是贵公司的损失！"女生收到微信后哈哈大笑，心情也放松下来。后面，女生的演讲超级成功。

　　社会支持还包括虚拟支持，即通过一些具有象征意义的物品和仪式来获取精神力量。关于此，R. B. Diener（2006）指出，相当多的人相信所谓的护身符，也就是能够带来好运和自信的魔力之物。很多人都会使用各种东西作为护身符，帮助自己渡过难关。护身符有很多种形式，特别款式的衣服、特殊意义的石头、亲人的照片、宗教配饰等都可以用作护身符。护身符中最常见的是各种具有文化传统、宗教色彩的饰物，它们常会给佩戴者尤其是信徒带来心理上的慰藉,让他们安心。有时,当事人想到某个人心中即生起温暖。这时,咨询师只须询问当事人哪些人曾经给他们启迪和温暖,他们的面容,他们的表情。如果他们知道自己的困境,他们会说些什么。这样的对话,常让当事人感到安慰。

2.3 帮助当事人调整个人的行为方式

有人说,行动是打败焦虑的最好办法。许多专业人员的经历都在告诉我们:当他们全身心投入到工作中的时候,他们根本想不起心理紧张问题,甚至在最复杂、最紧张、风险最大的情况下也一样,情绪紧张只出现在事先,或者在事后。

快速启动

很多当事人之所以胆怯退缩,是因为他们考虑得太多。通常他们的第一念是向前进,去争取利益。但是,随后他们产生第二念,第三念:他们想到自己的不足,想到风险,想到失败,想到失败的后果⋯⋯这些念头一点点地扼杀他们的冲动,浇灭他们的热情。慢慢地,他们越来越怀疑自我,最后放弃。因此,当事人要冲出去,快速启动很重要。《左传·庄公十年》上的"夫战,勇气也。一鼓作气,再而衰,三而竭。"说的就是这个道理。尽快行动起来,当事人的注意力就转向了如何成功,而不是在是否会成功上。这样,当事人的第二念、第三念等就无暇生起。开弓没有回头箭。一旦行动起来,很多时候当事人就是想回头也难了。

充分准备

R. B. Diener（2006）指出，勇气的标志性特点之一，即为必须应对不确定的结果。如果一定能够成功，也就无所谓有什么困难能够让你后退。然而，在我们无法确定行动能否成功，所暴露的一切是否会让你受伤，感情是否会受挫时，这些不确定性因素才是我们不敢拿出勇气去行动的原因。这个时候，如果未雨绸缪，充分准备，降低了不确定性，当事人自能积极主动地追求利益。例如害怕公开演讲的人，可以通过认真准备演讲稿，多次模拟，以及提前踩点等方式克服演讲焦虑。

聚焦任务

当我们将注意力集中在工作任务及其操作细节上，心会放松下来，而当我们将注意力集中在他人的评价时，心常恐惧焦虑。关于此，齐平说："大多数杰出的歌唱家、钢琴家、小提琴家、指挥家等艺术家的实践表明，他们在舞台上所需要的心埋状态，可以通过有意识地把精力集中在声音的质量、乐句处理、音色、力度、节奏变化等方法来获得。按照斯坦尼科斯基的理论，'首先把注意力集中在某个物体上'。在此之后，一切都会自然顺畅起来，表演过程自然进入正常轨道。"此时此刻，对于一个全神贯注地工作的人来说，他的周围已经变得一无所有，那些容易分散精力的各种犹豫不定、恐惧和怀疑等，全部被抛到九霄云外。当一个人把精力集中在某一方面，他立刻排除其他一切。伟大的俄罗斯演员米哈伊尔·契科夫曾这样告诫自己的同行："只要你们感到,某一阶段进展不够顺利,要立即努力做出决断,甚至在演出过程中暗暗告诉自己:我应该把全部精力放在戏剧的情节之中,集中在我所扮演的角色身上。只要你们的精力重新集中在原有的对象上,刚才遇到的障碍顿时消失。"

在任何一种任务操作中都可能出现错误,怎么办? 齐平的观点同样不乏借鉴,他说:"对于从事舞台表演艺术的人们来说,非常重要的一点是:善于采取适当的方法、不露声色地对待自己在演出刚开始时突然出现的技术问题、不准确和中断现象,避免演出脱离轨道。"遗憾的是,演员在此时的心情过于紧张,心理状态极端不稳。只要他们在音乐会刚开始时遇到障碍,他们后来的演奏肯定是一糟到底。对此,维克多·特列季亚科夫(俄罗斯著名小提琴家)说:"在这种情况下,千万不要乱了阵脚,要设法尽快摆脱僵局,尽力从困扰中挣脱出来,尽快把那些不成功的地方跳过去;然后,最重要的是不仅不能泄气,反而以更充沛的精力、更热烈的激情继续演奏。每当我遇到这种不愉快的突发情况时,我心里总是产生一种相反的感觉:不,不能被失败所吓倒,不能被这种突然的意外摧毁。"

3 小结

人生的困扰很多时候都是利益的取舍所致,在当舍弃的时候未去舍弃,在当争取的时候未去争取。尽管在内心深处中他们知道应该如何做,但是在行动上他们踟蹰不前、甚至南

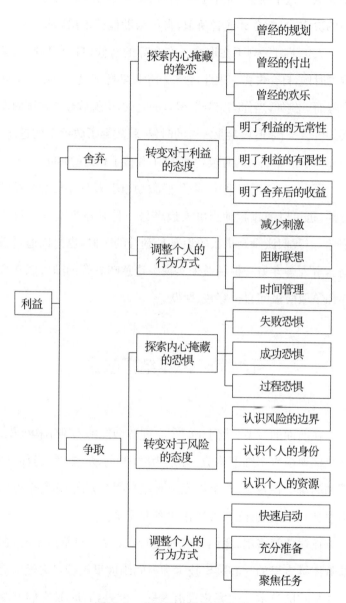

图 3.6 利益维度技术要素图

辕北辙。这个时候，如果心理咨询能帮助他们坚定地执行内心的决定，果断舍弃或者争取，自可帮助他们走出困扰。

人生无时无刻不在取舍。在舍弃的时候，自会得到；在争取的时候，自会失去。因此，舍弃和争取实际上是一枚硬币的两个方面。例如，当你决定赴美留学的时候，也就放弃了在国内发展的机会；当你追求专业发展的时候，就放弃了政治上的进步；当你追求事业成功的时候，就牺牲了和孩子相处的时间……

因此，在心理咨询中，在我们激励当事人舍弃某种利益的时候，也可以通过激励当事人追求另一种利益来实现。反之依然，当我们激励当事人争取某种利益的时候，也可以通过激励当事人舍弃另一种利益来实现。这意味着咨询师可以在舍弃和争取两极间自由穿梭、跳跃。

第七节　六维结构总论

在前面的章节，我们介绍了心理咨询技术六维结构框架。这个框架由六个维度构成，分别为时间、行动、参照、身体、同情和利益。在其中，每个维度都有左右两个方向，而每个方向均蕴含一系列具体的、可操作的咨询策略。

在这些策略里，我们会轻松发现，有时它们截然不同，例如身体维度里的写心冥想技术和时间维度里挖掘过去经历对个体影响的技术之间完全没有关联。但是，有时候它们又具有很强的关联，如行动维度中的"聚焦于充实日常生活"策略和身体维度中的运动策略(尤其是体力劳动和体育健身)。在这里,后者实际上就是前者的具体体现。

我们不禁要问,它们之间的关系是什么? 须知这些维度既然结合为一个有机的整体,那么就一定有某种逻辑将它们绑在了一起。下面我们就来讨论这个问题。

1 同一维度两端的关系

在中国传统文化中,一切事物都可以分为阴阳。那么,六维结构中每个维度的两端是否也具有阴阳的特性? 如果有,哪端为阴,哪端为阳? 为了回答这个问题,让我们首先来查看阴阳的特性。

在中国传统文化中,"所谓阳性特征,包括明亮、温暖、向上、刚健、施与、主动、主外;所谓阴性特征,包括晦暗、寒凉、向下、柔顺、主静、主内等"(刘长林,2008)。

```
利益:舍弃———————争取
同情:自我———————他人
身体:安静———————运动
参照:基点———————目标
行动:认知———————行为
时间:将来———————过去
```

图 3.7　心理咨询的六维结构模型

下面谨据此对各维度分别予以考察:

时间

时间维度的两端为过去和将来。道家思想认为"阳主过去,阴主未来"(*南怀瑾*,2008)。究其原因,这是因为过去是确定的,显明的,而将来是不确定的,幽暗的。因此,将来属阴,过去属阳。

行动

行动维度的两端为认知和行为。认知存在于人脑,内隐不可见;行为作用于外部事物,外显可见。因此,认知属阴,而行为属阳。

参照

参照维度的两端为基点和目标。基点参照是人出发的地方,而目标参照是人前进的方向。因此,前者为阴,后者为阳。

身体

身体维度的两端为安静和运动。传统文化规定得很清晰,安静为阴,运动为阳。

同情

同情维度的两端为自我和他人。自我同情指向内部的世界,而对他人的同情指向外面的世界。因此,前者为阴,后者为阳。

利益

利益维度的两端为舍弃和争取。舍弃是对利益的背离,而争取是对利益的靠近。因此,前者为阴,后者为阳。

2 不同维度之间的关系

我们已经明白了各维度内部的两端之间的关系,那么维度之间的关系又是什么呢?

我们首先来考察行动维度、时间维度和参照维度的关系:

在三者中,行动维度是从正面,从当下来理解、审视问题,发现解决之道;时间维度是在历史的背景下审视行动维度遇到的困难,解决这些困难;参照维度是在人际背景下,在与他人的比较中理解当事人的思想情感,发现问题的解决办法。显然,行动维度居于中心地位,而时间维度和参照维度是其两翼,二者都是为行动服务的。如果当事人能够轻松厘清对自己的认知和行为的认识,能够轻松准确地评估自己认知和行为的适应性,能够轻松修正自己的认知和行为,我们在咨询中即无需讨论时间维度和参照维度的内容。遗憾的是,这种情况在咨询实践中甚少出现,当事人在围绕行动做工时常遇阻碍,常陷僵局,这使得我们不得不救助于时间维度和参照维度的帮助。

下面,我们考察身体、同情和利益三者的关系:

同情的要义是在心理困扰时善待自己和他人,而身体维度要表达的是在心理困扰时暂停穷思竭虑,照顾好自己的身体,让身体放松康健,这本质上是对生命的一种善待。有些研究者直接将身体策略中的正念技术作为自我同情的组成部分

(Neff,2011/2012)。至于利益维度,利益取舍的要义是咨询师帮助当事人告别纠结,舍弃"当"舍弃的利益,争取"当"争取的利益,其归宿依然是善待生命,善待自己和他人的生命。换言之,利益取舍是同情的自然呈现和必然要求。因此,在这三者的关系中,同情居于中心位置,而身体和利益是两翼。

最后,我们来考察同情和行动的关系:

从根本上说,行动的要义是帮助当事人形成有利于自己和他人发展的认知和行为,其本质依然是对自己和世界的善待。如果没有对自己、对世界的善待,行动的适应性根本无从谈起。而同情直指对自己和对他人的善待,它意在表达人们对自己和他人来自心灵深处的关心和呵护。因此,在二者关系中,同情依然处于主导地位。

因为行动维度第一组维度的中心,同情又是第二组关系的中心,所以同情维度亦为所有维度的中心。

3 周易的卦形符号系统

在《周易》里,也有一套类似的符号系统。其中,"阳"用"——"表示,"阴"用"— —"表示,六十四卦就是以这两种一连一断的阴阳符号重叠组合而成。其中,每一个阴或阳的符号称为"爻"。六十四卦每卦各有六爻,分处六级高低不同的等次,象征事物发展过程中所处的或高或下、或贵或贱的地位、条件、身份等。六爻分处的六级等次,称"爻位"。所谓爻,"交错变化"意,表示事物的变化乃由阴阳连个基本元素或阴阳两爻的交错变化而成。六级爻位由下至上依次循进，名曰：初、二、三、四、五、上。这种自下而上的排列，《周易乾凿度》释云："《易》气从下生。"即表明事物的生长变化规律，往往体现着从低级向高级的渐次发展（黄寿祺、张善文，2012）。

　　六级爻位的基本特点可概约为：初位象征事物发展萌芽，主于潜藏无用；二位象征事物崭露头角；三位象征事物功业小成；四位象征事物新进高层，主于警惧审时；五位象征事物圆满成功，主于处盛戒盈；上位象征事物发展终极，主于物极必反。当然，这只是大致意思，在各卦各爻的具体环境中，由于种种因素的作用，诸爻又有错综复杂的变化（黄寿祺、张善文，2012）。

　　为了更清楚地表达义理，《周易》每一卦皆有卦辞来表达全卦的中心思想，同时在每卦的每一爻位再配爻辞，以文字用譬喻方式来描述一个特别情况中所隐含的哲理。

　　下面以《咸卦》为例（其符号系统见图）予以说明：

咸：亨，利贞。取女，吉。

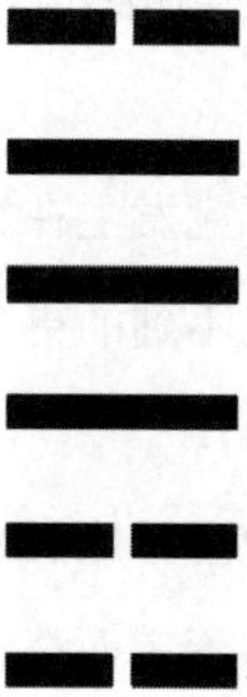

上六：咸其辅，颊，舌。

九五：咸其脢，无悔。

九四：贞吉悔亡，憧憧往来，朋从尔思。

九三：咸其股，执其随，往吝。

六二：咸其腓，凶，居吉。

初六：咸其拇。

图 3.8　易经·咸卦

全卦的卦辞为"咸:亨,利贞。取女,吉。"金景芳和吕绍刚(2005)将此句解读如下:"咸是感,不只是男女相感,世间万物,社会人群,都有相感的问题。例如君臣相感,上下相感,父子相感,亲友相感,甚至心理咨询中咨询师和当事人的感应等等。只要是相感了,那么,相感双方的关系必然和顺而亨通,什么问题都好解决。然而相感有个条件,必须'利贞',即利在于正。相感而不以正便不能亨了。'取女,吉',是说娶女如是方能得吉。"

初爻的爻辞为"咸其拇",意为感应发生在脚的大拇指上,这样的感应很浅,需要细细省察。

二爻的爻辞为"咸其腓,凶,居吉",意为感应在小腿上,这个层次的感应诱发即刻行动的冲动,有凶险,稳住才得吉利。

三爻的爻辞为"咸其股,执其随,往吝。"意为感应到了大腿上,这样的感应强度增加,此时喜从众,人动则动,人止则止。这样动了以后会出错,招来不必要的麻烦。

四爻的爻辞为"贞吉,悔亡;憧憧往来,朋从尔思。",意为如果能得正的话,则得吉而无悔;以私心去急切感应,只会感应少数几个朋友。

五爻的爻辞为"咸其脢,无悔。",意为感应发生在脊背上,这样的感应与个人的私心背离,去感应它见不到的更多的人。这样做,可得无悔。

上爻的爻辞为"咸其辅颊舌",意为感应在牙床、面颊和舌头上,这样的感应装腔作势,言无其实,凶咎不言而至。

显然,六维结构的阐释方式与周易的符号系统具有高度的相似性。周易包容广大，"范围天下之化而不过，曲成万物而不遗"。因此，它自当涵盖心理咨询的世界。换言之，在心理咨询的世界里亦当有此结构。那么，有没有可能六维结构只是周易六爻结构在心理咨询中的表现呢？

4 六维结构的咨询应用

我们已经介绍了六维结构蕴含的技术及其相互之间的关系，那么在实践中如何使用这些技术呢？

单独使用

在六维结构中，每个维度的两端都是一个完整的单元，可以独立做工。每个维度两端的独立性在身体维度表现特别明显——身体维度的两端中的每一部分都高度完整，都可以用来独立处理当事人的困扰。例如，对于一些简单的压力管理问题，当事人可以用正念来直接处理，而无须其他维度的介入。

咨询中，有时单独使用某个维度的某个局部即可取得成功。例如咨询中常常仅仅分析当事人的过去对自己当前情感的影响，即可令当事人受益。心理动力学已经证明了这一点。实际上，很多局部小技巧都是从西方心理咨询流派中来，它们在原初的理论中都早已显示了自己的力量。例如，对未来的远期憧憬来自意义疗法，对未来的近期憧憬来自优势疗法，对未来的即刻憧憬来自焦点解决疗法。这些方法都曾经成功过。在前面章节的阐述中亦有大量的案例展示了它们的效用。

在身体维度以外的其他五个维度里，每个维度的每一端都有三个部分组成，它们层层递进，组成一个有机整体。以利益的舍弃为例，它由三个部分组成，分别为挖掘内心的恐惧，转变对于风险的态度和调整行为的方式。其中，挖掘内心的恐惧为确定需要工作的对象（内心的恐惧），后两者为确定解决的方法（从认知和行为两个方面）。对于生活中一些小烦恼（如公开演讲恐惧问题），这是一个完整的问题解决方案，它不需要其他维度的协助。

组合使用

虽然咨询有时单独使用某种技术即可成功，但是更常见的是组合使用多种技术才会成功。当事人的问题常常是复杂的，多面的，运用多种技术的组合，可以从多个角度去发力，去影响。东方不亮西方亮。多方面的尝试，可以为改变创造更大的机会。

组合可以在同一维度的两端之间进行。在六维结构中，每个维度的两端互相补充，互相渗透。每一端都渗透着另一端的元素。以利益的舍弃与争取为例。《心经》云：心无挂碍，无有恐怖。一些当事人之所以不敢争取甲利益，实为放不下乙利益。因此，要他们勇敢追逐甲利益，就需要帮助他们先放弃乙利益。这样，利益的舍弃和争取就贯通起来了。例如，一个人不敢去应聘新的岗位，虽然那个岗位发展空间大，但是竞争也大,他心有恐惧,这是问题的一个方面。问题的另一面是,他目前的岗位工作相对轻松,同事关系也好,他放不下这些好处。如果,他能够勇敢地放弃当前的工作,自会追逐新的工作岗位。

组合也可在不同维度之间进行,不同的维度之间是互联互通的。当事人在行动维度中有一项为增加有效的行为。可是,有效的行为从哪里来呢?咨询实践中,有效的行为经常来自当事人过去的经验,而这属于时间维度的"经验教训"系列;有效的行为也经常来自他人的经验,而这属于参照维度的"目标参照"系列。再如,在利益维度里,帮助当事人争取利益的时候,有一项为"帮助当事人认识到自身的力量",这与行动维度的"能力"紧密相连。当事人对自己的能力如果有一个正确的认识,自然对自己的力量有着正确的认识。一个人的能力是其力量的核心要素。没有一定的能力,力量常无从谈起。

六维结构中每个维度所列举的方法是有限的,但是一旦咨询师对它们或单独使用,或组合使用,它们即产生无尽的变化。我们知道,当事人的变化也是无限的,每个当事人的情况都是不同的,同一个当事人在不同的阶段也是不同的。六维的变化很好地适应了这一点。咨询,有时就像战争,一场和当事人内心执著性之间的战争。孙子说,善用兵者之变,当"无穷如天地,不竭如江河"。咨询亦如是。

六维结构本质上是一张心理咨询地图。人在走路时迷了路,只要看看地图,就可以发现前进的方向。心理咨询也一样。咨询中,咨询师常彷徨,常迷茫。现在有了咨询地图,咨询师迷茫时看看地图，即可找到前进的方向。

《系传》指出易道"变动不居，周流六虚，上下无常，刚柔相易，不可为典要，唯变所适。"大意为易道精神变动不居，它在天地间自由漂流，忽上忽下，忽柔忽刚，没有什么固定的法则，只是随事物的变化而变化。心理咨询亦如是。当事人问题解决之道即在这六个维度之间，在各维度的两端之间自由跳跃、漂流。面对当事人，有时这个策略奏效，有时那个策略奏效，这里并无规律可循，咨询师需要不停地去判断、去尝试、去调整。顽固地坚持某个维度、某个策略，是一种执著，对当事人的帮助很小，甚至对他们制造新的伤害。

例如，一名男研究生前来咨询，神情黯淡。同学自述情绪低落，几周前去某全国知名三甲医院求助，被诊断为双相情感障碍，并建议服药治疗。服药后，头脑昏昏沉沉，嗜睡，很不舒服。所以，服用几天后，同学停药，停药后情绪悲伤激动，常闪出轻生念头。同学感觉很害怕，联系朋友来陪伴自己。同学自我分析自己的情况和童年有关，自述童年的时候父母常吵闹，甚至动手，他们说若不是考虑自己家庭早解体了。初三的时候，自己和一名女生相处甚好，自己很喜欢对方。可是，父亲是自己就读学校的老师，怕自己早恋，将自己换班。自己情绪崩溃，大哭很多天，中考也因此考砸。后来上了大学、研究生。研究生阶段，和外校女生恋爱。女生性格活泼，交际多。自己常担心女生喜欢上别人抛弃自己，所以常去联系女生，对女生的学习形成干扰。自己还和女生诉说了很多自己童年生活的不幸，女生也不知如何解决，双方都很沮丧。后来，女生说自己想学习第一，不想谈恋爱了。自己瞬间崩溃。近一个月来，一直想哭，但是哭不出来。自己常去看女生 QQ 动态，每次看到女生和男生的欢聚都很崩溃，学习完全停滞下来。为了摆脱不良情绪的困扰，几周前去了那家全国知名的三甲医院……听完男生的诉说，咨询师首先结合同学的过去经历，对同学双相情感障碍做了诠释，即早期经历引起同学的自我价值感低和安全感缺乏。同学认同。接着，咨询师推荐正念呼吸禅修，尝试后同学感觉好一些。然后，咨询师和同学讨论自我同情维度里"去除认知融合技术"（Defusion），即在消极想法前加"我现在认为……"同学反馈自己开心的时候也会那样想，但是情绪低落的时候就不会了。咨询师放弃。这时，咨询师想到了元认知技术（也可以说是叙事疗法的"外化技术"），说那些消极想法是情绪低落的自然声音，是"另外一个我"的声音，建议同学给"另外一个我"起个名字。同学把它叫做"小废物"。咨询师建议同学将"小废物"画出来。同学说自己常画画，然后提笔画了一个素描，是一个小男生。画完后，老师建议同学对画面进行处理。同学飞快地在画面上打了个"✗"。打完"✗"后，同学很气愤。咨询师有些欣慰，认为气愤是同学力量回归的表现。咨询师说："你想掐死他。"同学说："是的。"咨询师对同学说："不要试图掐死那个'小废物'，那是你的一部分，就像那太极双鱼图，不要试图消灭黑的，黑和白是一起的。对于'小废物'，你可以驯服它，但不要掐死它。"咨询师说完，同学开始泪流。同学泪越来越多，咨询师静静地看着。稍后，同学说："老师，我听你的，我接受它。"后来，同学用力地说："我同情它"。咨询师触动。说完这些，同学眼睛闪亮……在这个个案里，咨询师同时使用了过去维度、身体维度和同情维度，而画面打"✗"则是受到写心冥想里的加工处理技术的启发。多种技术的联合作用，帮助咨询取得良好的效果。

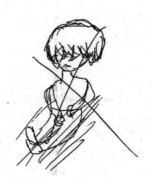

图 3.9 "小废物"画像

第四章　心理咨询的过程:四季模型

心理咨询是一门过程艺术。

在咨询的世界里,咨询的过程没有咨询的技术耀眼夺目,但它远比技术重要。有时候,咨询可以没有技术,但不可以没有过程。如果说咨询的技术是花,那么咨询的过程就是叶子。一株植物可以多年无花,但不可一年没有叶子。此外,花的生长是有赖于叶子的。叶子不好,花亦枯萎。

咨询的过程复杂多变。有时,当事人一个长期的大困扰,一次咨询即可解决;有时,当事人一个简单的小困扰,多次咨询也不见成效;有时,咨询双方一见如故,咨询师快速抵达当事人的心灵最深处;有时,咨询进行了很久,在咨询行将结束时,咨询师才听懂当事人的故事;有时,咨询开局良好,咨询师可以很好地理解当事人,但后面却完全帮不了当事人,让当事人深感失望;有时咨询开局很差,当事人对咨询师充满怀疑,但后面咨询师智慧闪现,令当事人肃然起敬……所有这些,都经常在心理咨询中上演;所有这些,咨询师事先都难以得知。

怎么办？

《周易·系辞》说："法象莫大乎天地，变通莫大乎四时。"大意为天地是最大的"象"，而四时更替则是最大的"变通"。人活动的物理空间没有超出天地，人事吉凶的变化也不会超越四时变化的规律之外。的确，自然界充满变化：有时冬天很长，有时冬天很短；有时夏天多雨，有时夏天干旱；有时冬天温暖，有时夏日飞雪；有时上一刻阳光灿烂，下一刻大雨倾盆……所有这些，都曾在世界上演；所有这些，我们都事先难以得知。

天人合一，道法自然——自然的世界和咨询的世界同属一个世界。心理咨询的过程虽复杂，但我们可通过与四时类比的方法来阐释它。

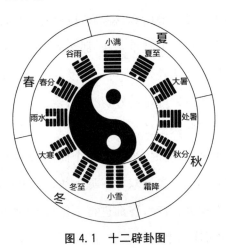

图 4.1　十二辟卦图

1　咨询之春

春天是一年之始。《内经·素问》云："春三月。此谓发陈,天地俱生,万物以荣。"大意为,春季的三个月是推陈出新,生命萌发的时令。天地自然都富有生气,万物显得欣欣向荣(谢华,2000)。

咨询的开始阶段即咨询之春。此时,当事人带着热切的希望与忐忑而来:他们一方面迫切希望咨询师能够理解自己,接纳自己,帮到自己;另一方面,他们又非常怀疑,他们问自己:"他(她)可靠吗? 他(她)能理解我吗,他(她)看得起我吗?他(她)能帮到我吗?"他们非常的脆弱、敏感,但也非常的坚强。在咨询师方面,我们何尝不是如此? 一方面,我们期望帮助到当事人,一方面我们心里也犯嘀咕,怀疑自己能否帮助到当事人。

怎么办?

1.1 观察

观察,即咨询师用自己的视觉去捕捉和传递信息,它包括咨询师对白我,对他人以及对周围环境的观察三个方面。咨询虽然主要是一门语言交流的技术,但是咨询从咨询双方彼此看见那一刻就开始了。当事人通过视觉信息对咨询师形成最初的判断,判断他们是否值得信任,然后下意识地决定如何表达自我。同时,咨询师在通过视觉信息形成对当事人的最初判断,猜测他们的问题、成因和程度等。这样双方的一举一动对于对方来说都在表达自我,影响对方,影响咨询。观察贯穿心理咨询的始终。咨询师需要对观察给予足够的重视。

自我的观察

观察首先是咨询师对自我的观察。《易经》有一卦专门说观察，就是"观卦"。"观卦"云："观：盥而不荐。有孚颙若"。大意为：观卦象征着君子祭祀的时候，祭神如神在，庄敬严肃，让他人感受到自己的诚敬专一。这样，不言而信，不动而敬，让他人在不知不觉中受到影响。回到心理咨询上来，《易经·观卦》要求咨询师在观察中首要的是注意自己的姿态，注意自己的一举一动，让人感受到自己的真诚、专心、镇定，这样才能取信当事人，为咨询谈话打下坚实的基础。

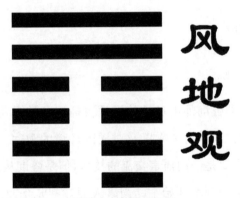

图 4.2   易经·观卦

现代西方心理咨询也强调咨询师对自我的观察，并用专注(attending)来表达。Bianca Cody Murphy 和 Carolyn Dillon(2003)指出，专注的姿态是咨询师对当事人本人及其故事、对彼此关系以及将要共同完成工作的兴趣的外在表现——简单地说，就是身体姿势，它表明了咨询师做好了倾听

的准备。Gerard Egan(1994)用首字母缩略词"SOLE"来描述关注的各个要素:

S——坐姿端正(sit squarely)

O——身体开放(open posture)

L——身体前倾(lean forward)

E——目光接触(eye contact)

咨询中,咨询师用这样的姿势来对待当事人时,当事人常感觉自己被接纳、被倾听、被重视。在这个人际关系日渐疏远的时代,咨询师这样的态度常让当事人感到安全、放松。但是也有一些当事人并不这样认为:他们认为,陌生人间的这种密切关注让他们咨询师太职业化了,觉得自己被当做了研究对象,这让他们感到紧张和不快。因此,咨询师要记住,专注的要义是带动当事人放松。至于具体的身体姿势,事实上,世间没有一种绝对"正确"的专注。咨询师完全可以翘起二郎腿、后仰坐在椅子上,手舞足蹈,这样依然可以表现出对当事人的关注。在对当事人有更深的了解之后,我们还可以根据他们的行为细节和不同需求来调整我们身体关注的姿态。

对当事人的观察

对当事人的观察意指咨询师用视觉捕捉咨询师身上发出的信息。在咨询中,当事人用语言诉说他们的故事,也用他们的穿着、坐姿、眼神、表情等进行无声的诉说,它们是当事人言语的非常重要的补充。很多时候,当事人有意掩饰自己的思想和情感,但是他们的穿着和坐姿等在竭力表达。为了准确地理解当事人,咨询师需要对它们保持敏感。

例如,有个女生两次来穿同一件黑色 T 恤来见咨询师,上面写着"1987,我不知道会遇见你。"咨询师很好奇,询问这句话的意思,女生做了客观理性的解释。咨询师说:"我可不可以说,它的意思是'今生我不知道能不能再遇见你。'"女生哭了,告诉咨询师一个凄美的爱情故事。原来,女生患有抑郁症,在学习适应方面遇到很大的困难。她的辅导员很关心她,安排了一个性格开朗的、成绩优秀的小伙子关心她。小伙子在学习上、生活上都给予她非常多的帮助。女生爱上他,但是他对她却完全没有感觉。后来,小伙子疏远了她,并去美国某所知名大学深造。女生很怀念和他相处的日子,期望有机会重温美好。

对于捕捉到的视觉信息,我们不可根据身体语言学等学科知识或者个人的生活经验进行快速解读。我们要做的是注意它们,记住它们,并在自己的心里画个问号。我们也不可简单直接地和当事人分享我们的感受,兜售我们对这些信息的诠释。因为一方面人和人是不同的,咨询师的诠释很可能是个错误,有时即使我们正确,但是当事人想保守内心的秘密,他们还没有想好要告诉我们。因此,只有在咨询双方形成了一定的信任之后,咨询师才可同当事人分享观感。分享的时候,我们要以试探的方式告诉当事人,唯此才能鼓励他们进一步探索自我,进而更好地理解自我。如果直截了当地把观察结果和个人诠释当作"事实"发布出去,很可能招致当事人的排斥和反感。

对环境的观察

对周围环境的观察对心理咨询也非常重要。任何谈话都在特定的环境中发生，咨询房间外的喧闹和房间内的灯光、布置等都会对谈话发生微妙影响。咨询师当对他们保持警觉。关注它们，他们即有可能给咨询谈话带来意想不到的机会。

例如，一名男研究生前来咨询。男生自述，自己非常抑郁，在中学时代即考虑过自杀。于是咨询师询问同学的成长经历。同学说自己在四岁的时候，父亲离家出走；十岁的时候，母亲谎称出去打工，实际是改嫁他人，把自己扔给了年迈的、贫困的爷爷。爷爷常和奶奶因为自己发生争吵，自己经常生活在惶恐之中，害怕再被抛弃。自己也感觉不到自己存在的价值。在高中的时候，同学反映自己不会笑。自己便对着镜子学习如何笑，但是笑很不像——"皮笑肉不笑"。交谈中，男生愁云密布，充满忧伤。恰在此时，一只蚊子飞在同学的腹部上。咨询师大笑着告诉男生："你的肚皮上有一只蚊子，你的肚皮上有一只蚊子！"同学听闻此言，笑了，伸手打这只蚊子。但是，因为同学动作慢，蚊子飞走了。咨询师继续高声喊叫："蚊子飞走了，快追它，快追它！"同学笑了。待蚊子消失后，咨询师问同学："你注意到自己笑了吗？"同学说："注意到了。"咨询师告诉同学，笑是一种很傻的行为，不需要学习，他之所以不会笑，因为过去的他没有自我保护的能力，并因此生活在惶恐之中。但是现在，时光已经改变。现在的他长大成人了，在中国顶尖大学的热门专业学习，只要按部就班，即有灿烂未来。他已经是参天大树,可以自己为自己挡风遮雨,无须惶恐。听完这些,同学点头,眉头也舒展开来。在这个个案里,如果咨询师没有注意到那只蚊子,没有和同学讨论蚊子,咨询的推进可能会缓慢很多。蚊子帮助了咨询。

1.2 倾听

倾听是所有心理咨询技术的基础,贯穿着咨询的始终。很多人来咨询就是因为身边找不到可以倾心述说的对象,他们非常希望有人能用心倾听他们。因此,当他们开始述说自己的故事时,咨询师一定要安静地倾听,让他们把事情说完,因为这可能是他们长期以来第一次到被真正地倾听。他们在讲述自己的经历时,至少同时在做两件事:一是在提供信息(包括他们的经历、环境,以及对待事物的感受),一是在解除困扰,他们在讲述的过程中进行自我宣泄和咨询(Colin Feltham 和 Windy Dryden,2006)。因此,千万不要低估让当事人述说他们故事的重要性,不可随便打断他们,即使我们不理解。在咨询之始,我们经常不理解当事人的所思所想,但随着谈话的继续,很多时候一切都会慢慢清晰。

咨询中,不同的当事人表现不同。有些当事人倾诉欲很强,他们一坐下就开始滔滔不绝地诉说自己的经历,自己的烦恼。这时,咨询师只要安静地倾听即可。但是有些当事人非常安静,他们沉默不语。有时,他们会直接告诉咨询师,他们不知道该说什么,不知道从何说起。这个时候,我们就需要做些引导工作。比如,告诉他们"想什么就说什么","可以胡乱地说"。一些当事人受到鼓励后，即开始说话。有时候，他们明确告诉咨询师，自己不善于说话，期望咨询师问问题，然后自己回答。这个时候，咨询师可以问一些无关紧要的问题，诸如"你是学什么的？"，"你是哪里人？"，"最近学习怎么样？"，"你最近生活发生了什么？"等，让当事人来回答。记住，咨询师所提问的问题并不重要，当事人如何回答也不重要，重要的是帮助当事人打开话匣子。很多时候，当事人的话匣子一打开，他们就可以非常清楚地诉说自己的经历，自己的烦恼。

俗语说，听话听音。咨询师在倾听的时候当然要听讲话的内容，但是也要注意人语速、语音、语调、说话风格等——以及它们在诉说中的变化。它们通常能够告诉我们，当事人在言词本身意思之外更多的意图。它们通常是当事人的情感、防御机制和阻抗的最佳线索——漏掉它们，会让我们失去关于其有意识、无意识思想和情感的宝贵信息。

例1，一名大学男生，说自己人际交往问题。诉说中，男生表达非常细致、缜密，像做学术报告。咨询师反馈了自己的感觉，说听他说话就像在听学术报告。男生问："这样不好吗？"咨询师说不好，因为这样的表达对人的智力和专注都有要求。男生说"怕你听不懂。"咨询师答："不懂，我会问。"男生感慨，说自己就怕别人听不懂，所以讲什么都严密周详，很多同学都说自己讲话啰嗦。咨询师建议男生观察小朋友如何说话，或者小区里老头老太如何说话。他们的谈话，细细分析，都是漏洞百出的，但是无碍他们相互间的理解。生活谈话的要义是表达情感，而不是去表达思想观点。生活中很多谈话，如寒暄,本身并无意义,其意义在于联络情感。男生触动。

　　例2,一位女博士前来咨询,她情绪抑郁,无力投入科研。咨询中,她坦言自己失恋了,但是自己处理得很好。于是,咨询师和她讨论了童年的经历,当前和父母的相处等。经过5次咨询以后,她进步很大,情绪好转,科研上也有进展。在第六次咨询中,女生又谈起自己的情感。在提到早期的男友时,她的情绪很平和,好像那是很久远的事情了。但是提到6个月前的男友,她依然充满情绪,历数男友的背叛和愚蠢。咨询师说:"你还爱着他。"女生停了下来,说:"这是自己最不愿意承认的。这让自己觉得很恶心。"说完,她哭了。后面,咨询师和女博士深入地讨论了双方的情感,女生敞开心扉,诉说心中的委屈、思恋和愤懑……在这里,女博士的语言说自己不再在意,但是她的语气出卖了自己。咨询师敏锐地捕捉到这一点,与她分享了自己的感觉,推进了咨询的深入。

　　关于倾听,庄子说了一段很有意思的话。庄子借孔子之后说:"若一志,无听之以耳而听之以心;无听之以心而听之以气。听止于耳,心止于符。气也者,虚而待物者也。唯道集虚。"大意为,斋戒清心,即要排除成见,专一意念,不仅要用耳朵去听,更要用心去领悟;不仅要用心去领悟,更要用毫无个人成见的虚寂心态去应对万物。耳朵只能用来聆听,心只能用来感应万物。所谓"气"的状态,就是说以虚寂的心境去应对万物。大道就汇聚在虚寂的心境之中。虚寂的心境,就是我说的斋戒清心(张松辉,2011)。庄子的话对于心理咨询很有意义。在咨询倾听中,我们的知识经验和急切心情都可能是理解当事人的敌人。它们常使我们简单地把当事人的倾诉归为某种类别,而忽略当事人的独特性,忽略某些重要的细节,忽略当事人是鲜活的生命,从而阻碍我们充分地理解当事人。同时,这也阻碍我们感受到来自咨询师的关心和温暖。为了准确理解当事人的思想情感,我们需要将自己的知识经验和强烈的助人愿望悬置起来,斋戒清心,听之以气。

1.3 锁定

锁定,就是和当事人确定拟解决的问题和期望达到的目标。当事人生活中常遇到很多不同的挑战,这些挑战的联合作用给他们制造了困扰。锁定要求咨询师理清当事人所面临的主要挑战,并排定各种挑战的优先次序,确定讨论的目标,进而在后面咨询中去一个一个地讨论,一个一个地克服,一个个去达成。这样,咨询师可以更清楚地看到谈话的进展,而不是让谈话在天上飞。

在咨询实际中,有的当事人已经对自己的问题进行了思考和分类。例如,他们说:"老师,我今天来想讨论两个问题:其一,我们的生涯发展问题,我不知道自己以后该做什么工作……;其二是情感问题,我期望自己有男朋友,但是我希望是柏拉图式的,不要有身体的接触……"这个时候,咨询师只需尊重当事人的分类即可。

但是,有时候,当事人在咨询之始只是知道自己要解决问题,但是不知道自己要解决什么问题。他们常以一个非常模糊的、复杂的故事开始。他们的思维非常跳跃、混沌,同时在几个议题之间穿梭。此时,我们就需要追踪并"拆分"这些叙事。我们可以尝试归纳凝练出若干个议题,提供给当事人确认。例如,我们可以对当事人说:"同学,你刚才谈话涉及到好几个议题,一个是寝室相处问题,一个是职业发展问题,一个是情感问题。对吗?"之后,当事人对其进行评论和修正,从而完成对问题的聚焦。

在完成了议题种类的划分后,接下来咨询师就需要和当事人确定各个议题讨论的优先顺序。对于各话题的优先顺序,不同咨询师有不同的喜好,有的喜欢从最容易的议题着手,有的喜欢从最紧急的议题着手,有的喜欢从最重要的议题着手。所有这些均无可非议,但咨询师必须尊重当事人对会谈焦点的决定,不可把自己的愿望强加在当事人的头上。在这里,我们需要牢记心理咨询原则中"以退为进,以柔克刚"中的"执后"原则。

心理咨询单单确定讨论的议题是不够的,我们还需要和当事人一起明晰咨询目标。

Sue Cully 和 Tim Bond(2004)指出,所谓目标就是当事人想要获得什么成就,来改变当前令人不满的现状。如果说聚焦的表达是消极的、负面的,那么目标的表达就必须是积极的、正面的。目标代表着当事人对心理咨询的预期效果或结果,代表着努力的方向。咨询时没有目标,很容易误入歧途或迷失方向。目标使心理咨询双方都明确,哪些事情心理咨询可以解决,哪些事情心理咨询不能解决。很多时候,当事人不能成功把握生活,原因就在于他们不知道怎样树立一个积极的、可行的目标。这类目标可以帮助当事人对生活做出不同的反应。通过制订目标，他们不仅学会怎样安排生活，而且了解他们的行为或思想可能要经历哪些变化。Dixon 和 Glover (1984)说：一旦问题的解决者形成并选定一个目标，可能就会在活跃的记忆中复述目标并将之储存在长期记忆中。这样编码后，目标就能指引问题解决者如何应对环境。

　　一个可行且合理的目标需要符合以下要求（SMART 原则）：

　　● Specific(具体的)，目标具体明确，不笼统，足以驱策行为；

　　● Measurable（可测量的），目标可以用指标来测量评估；

　　● Agreed(当事人同意的)，目标是当事人自己确认想要的；

　　● Realistic(具有现实可能性的)，当事人拥有的资源足以支撑目标的实现；

　　● Time for completion(限时的)，目标的实现具有明确的时间期限。

　　在 SMART 原则中，我们需要特别注意 Agreed(当事人想要的)。当事人常有很多心理困扰，有些困扰是他们可以承受的，有些是他们难以承受的。当事人内心对咨询有期待，他们常只期待咨询师帮助他们解决难以令他们难以承受的困扰。但是，他们常不明言。我们需要和他们明晰他们期待解决的困扰，期望达到的目标。否则，我们可能用力多，而收效微。因为我们没有朝着当事人的期望前进，我们朝着我们自己的期望前进。我们的力用错了方向。

例如，一名大一女生来求助。她进来即抱怨自己没有能进入自己心仪的专业，而是被学校"非常不合理地"调剂到一个自己完全没有感觉的专业。她很气愤。可是如果自己要坚持申请进入自己心仪的专业，又要放弃很多提升自我的机会，如提前进入高水平实验室实习。她左右为难。其次，她的功课压力很大，疲于奔命，无力学习自己喜欢的知识。她认为学校的课程设计很不合理，一些课程完全不必设置为必修课，设置为选修课足矣。最后，她很担心她的未来，因为课程的难度，她的学积分不高，非常影响她以后的出国留学申请。在这个个案里，咨询师一开始没有咨询女生的意见，想当然地，一厢情愿地将讨论的重点放在了专业选择上，花费很多时间。但是，女生的情绪依旧。这时，咨询师停了下来，询问女生咨询的目标。女生回答，希望自己的情绪平静一些。咨询师尊重了女生的选择，转而讨论情绪管理以及日常生活的安排，把专业选择的讨论延后。之后，女生的情绪平静下来，向咨询师反馈自己的收获很大。

目标代表着某种结果或变化，它帮助心理咨询针对当事人的具体目标或结果，选择并评价各种可行的心理咨询干预。因此，当结果目标确定后，心理咨询双方都可以评价当事人的进展状况，以确定何时达到了目标，何时需要调整目标或咨询干预策略。在咨询实践中，我们经常会发现一些当事人喜欢贬抑自己取得进步。这个时候，目标可帮助他们在其取得进步时清楚地看到进步。有时,咨询谈话愉快,但是咨询的进展近于无。在现实中,有太多的心理咨询拥有温暖的谈话但问题依旧。这个时候,目标可以提醒咨询师穷则思变,而不是自我沉迷,自我陶醉。

例如,一名女生,抑郁症。和该生咨询多次之后,双方建立了很好的信任关系,每次谈话都很愉快。于是,咨询师询问学生心理方面的进展,学生坦诚自己一切如旧。咨询师很震惊,难以相信学生的反馈。但是,咨询师还是接受了下来,并重新出发。同学报告近阶段自己的突出问题是空闲下来的时候常有罪恶感,不能安心看电视,不能安心和人聊天。咨询师决定就把此问题的解决作为咨询的目标。为此,咨询师认真翻阅很多专业书籍,寻求问题的解答。后面,在罗杰斯的著作里发现了相似的案例,便与同学讨论,是不是同学在中学时代被妈妈逼得特别紧,稍微放松就会遭受妈妈的语言的或非语言的"教育"。由此,同学在空闲时仍然放松不下来。同学肯定了咨询师的说法,并详述了过去的遭遇。自此之后,同学心理神奇改变,开始安详闲暇时光,抑郁症也大大缓解。在这个个案里,如果咨询师沉迷于咨询谈话的愉快,而不检视咨询的目标,当事人可能一直不发生改变。

总之,咨询师在咨询之春致力于给当事人营造一种安全、温暖的氛围,帮助他们缓解焦虑,和他们建立初步的信任。在咨询之春,咨询双方的信任非常薄弱,咨询师一定要沉住气,控制改变当事人的冲动。换句话说,咨询师不要贸然对当事人进行干预,不要贸然表达自己对问题的看法。咨询师要做的是倾听、观察和聚焦,洞察形势的发展,为后续的工作打好基础。

2 咨询之夏

夏天是忙碌的季节。《内经·素问》说:"夏三月。此谓蕃秀,天地气交,万物华实。"大义为夏季的三个月是自然界万物繁茂秀美的时令。此时,天地之气相交,植物开花结实,长势旺盛(谢华,2000)。

咨询师的发力阶段就是咨询之夏。此时咨询双方思想交汇,甚至激烈碰撞。在交汇中,咨询双方的信任加强,当事人对自己的理解加深,对问题解决的希望增强。但是整个过程绝非一帆风顺。实际上,咨询师将不断经受挫折与考验!而当事人同样在经历一种煎熬——他们经常处于困惑之中:他们常感觉咨询师不能理解自己,他们不明白咨询师为什么要东拉西扯,去讨论一些不着边际的问题?咨询师要把自己带到哪里,自己何时才能得到问题解决的药方?

怎么办?

2.1 调查

调查指咨询师主动了解询问当事人身上发生的故事及其细节。在咨询之春,当事人想让咨询师明白自己身上发生了什么,但是他们并不知道咨询师是否已经明白,他们也不知道咨询师还需要知道些什么。实际上,当事人给咨询师描绘的是一个非常朦胧、非常残缺的图画。咨询师的心中有太多的疑惑。例如,事情发生的背景如何,事情给当事人造成了哪些影响,当事人亲友的态度如何,当事人做了哪些自我分析,当事人采取了哪些应对措施等。当事人只是阐述了问题的片段,咨询师想知道更多。只有知道更多,咨询师觉得自己才能更深刻地理解当事人,才能发现问题的解决之道。这个时候,调查就需要站出来,展示自己的价值。

有时,咨询还需要了解当事人问题发生的更广泛背景。生活是一个有机的整体。对广泛背景的了解,就是引导当事人关注他们的生活。在实践中,我们可以主动了解他们的成长经历、学习状况、工作状况、情感状况、人际关系、个性特征等。例如,一个学生咨询失眠问题,我们不妨问问他白天的生活,白天的忧虑,学业表现等;一个学生报告自己的学习状况不佳,我们不妨问问她的情感状况;一个学生咨询生命的意义,我们不妨问问他的学习状况,和同学的关系,和父母的关系,过去的梦想等。当事人来咨询的问题必然影响到他们生活的其他方面,而他们生活的其他方面也影响着他们来咨询的问题。了解当事人的生活背景,将当前的问题置于他们的生活背景中,有助于我们更深刻地理解当事人的问题,发现问题解决的线索。否则,我们可能犯下“头痛医头,脚痛医脚”的错误。

调查需要高度重视具体化技术。具体化在治疗中是指要找出事物的特殊性,事物的具体细节,使重要的、具体的事实及情感得以澄清(钱铭怡,1994)。具体化要求咨询师一方面要澄清具体的事实,一方面要理清当事人所说词汇的确切含义。没有具体化技术,咨询谈话经常会陷入空洞化、玄虚化、泡沫化,看似深刻生动,实则隔靴搔痒,对当事人的帮助极小。很多时候,虽然咨询谈话进行了很多次,咨询师还是没有真正理解当事人。

例如,某校咨询中心的一名咨询师对一名自我报告遭遇人际困扰的研究生进行咨询。咨询师自我报告在咨询中采用了"资源取向"。四次咨询之后,人际关系的讨论结束,拟结束咨询。这时,咨询师发现该生发给母亲的短信里有很多情绪,超越了正常范畴。于是,咨询师汇报给咨询中心主任。咨询中心主任与学院分管学生工作的老师进行了联系。学生工作老师告诉咨询中心主任,该生过去表现很好,成绩优秀、活泼开朗,乐于助人,也谈了一个男友(是女生同实验室的师兄)。两三个月前,二人分手,女生情绪变得很糟,和同宿舍的多名室友也产生矛盾冲突。为此,几名室友联合给学校写信,要求调换寝室。当咨询中心主任和咨询师交流这些情况的时候,咨询师对此一无所知。对此一无所知,咨询的效果自可知。假如咨询师在咨询中很好地使用了具体化技术,情况或许有所不同。

2.2 探索

探索,意指咨询师和当事人一起觉察、体验当事人内心的思想和情感。如果说调查是了解当事人的客观世界,那么探索就是了解他们的主观世界。每个当事人的内心都是一个世界，它们渴望被倾听、被见证、被理解、被接纳。但是，由于害怕被伤害、被羞辱、被评论、被指责，或者说出于保护自己的需要，当事人常封锁自己的内心，压抑掩饰自己的思维和情感，以至于有时候自己对这些思维和情感也不甚了解。很多当事人的痛苦由此产生。作为一种基本的处理，心理咨询需要帮助当事人敞开心扉，倾听、理解和接纳自己被压抑的思维和情感，让它们流动起来。有时，只要流动起来了，当事人就释怀了。有时，纵使流动起来后当事人没有释怀，心理咨询也可在后续工作中有的放矢、对症下药，加工它们，处理它们，为改变创造机会。

探索包括三项技术：

情感反映

情感反映就是咨询师采用新的词语来表达当事人的情感，不管是明确说出来的，还是他们言语间不自觉地流露出的（John Sommers-Flanagan 和 Rita Sommers-Flanagan，2009）。情感反映聚焦于情感，而不是内容，这可帮助当事人将心中混沌朦胧的情感变得清晰。对于咨询师来说，情感反映是一种直接的感觉体验，我们不能保证它们的正确与否。但是，当事人会告诉我们是否正确。有时，当事人的表情会直接告诉我们答案。例如，有时当事人在诉说自己的境况时，很忧伤，会不自觉地眼圈发红。我们可以问当事人是否想哭。当事人若说："是的。"这就表示咨询师对当事人情感反映正确。有时我们错了，这时当事人会纠正我们。在纠正中，我们了解了他们,他们也理解了自己。

情感反映只重述或反映咨询师所听到的信息,不做探究、解释或猜测(Clara E. Hill,2002)。情感从根本上说,是非常个人化的。任何试图反映当事人情感的做法都会促进人际的亲密互动。有些当事人对于咨询关系中的这种亲密感并不喜欢或没有做好准备,所以对情感反映会做出疏远和沉默的反应。有些当事人会直接拒绝承认自己的情感。在建立咨询关系的初级阶段,尝试使用非指导性反映能够最大程度地减少情感反映可能带来的消极反应(Clara E. Hill,2002)。在给出情感反映时候,咨询师应付出最大努力来保证情感的内容与强度的准确性。如果对感受并不能确定,恰当的做法是给出一个以尝试性方法方式表达反映。然后,欢迎当事人纠正。

要做出情感反映,咨询师需要像当事人一样努力,所以情感反映可以很好地体现了咨询师在咨询中的投入程度。从当事人的角度看,他们心中有太多矛盾的情感,有太多自己都不愿承认、不愿接受的情感。很多人很难将自己内心最深层、最隐秘的想法和情感用语言表达出来。从咨询师的角度看,要准确无误地觉察和表达另一个人的感受,是一件相当困难的事情。虽然我们永远不能真正理解另一个人,但是作为咨询师,我们可以努力去超越我们的知觉,把我们自己融入当事人的经验中,与之共情(Clara E. Hill,2002)。

情感证实

情感证实指咨询师承认并认可当事人明确表达的情感

(John Sommers-Flanagan 和 Rita Sommers-Flanagan，2009)。

情感证实有很多方式，但给予的基本是同样的信息："你的感受是正常的，合理的，你有权这样感受。"情感证实的目的是帮助当事人把自己的情感作为人类经验自然和正常的一部分而接受下来。情感证实帮助当事人解除心理束缚，让其感觉自己不再是一个异类，不再不正常，而过去他们对此深感怀疑。

现实生活中，人们经常怀疑自己情感的正当性。因为怀疑，所以他们压抑自己的情感，期望自己没有那种情感，期望自己可以杀死那种情感。但是，这些情感顽强地生存，这让他们觉得自己邪恶、卑鄙、可耻和不可救药。例如，有人期望自己患重病的至亲尽早离世，有人对性侵自己的人产生爱慕，有人不再爱对自己有重恩的人。这给他们很大的心理压力。一旦他们被情感证实，他们肯定了自己情感的正当性，他们常解脱。

咨询师可以用多种方来提供情感证实。咨询师可以从人文社科知识中搜寻材料支持当事人情感，例如可以和因期望自己患重病的至亲尽早离世而心怀愧疚的当事人谈"久病无孝子"，可以和因对性侵自己的人产生爱慕而羞耻的人介绍支持这种现象的心理学理论，可以和那些不再爱对自己有重恩的人讨论恩情与爱情的区别。当然，咨询师也可以使用自己的经历，自己的切身体会，来提供情感证实。

重述

所谓重述，就是咨询师在倾听了当事人的诉说后，对他们话语中表达的思想进行复述或转述（Clara E. Hill，2005）。烦恼之时，一个人思考是很难把问题想清楚的——思路很容易被阻断或卡住；也可能没有足够的时间和精力把问题彻底弄清楚；还可能使行为合理化，或者干脆放弃努力和尝试。如果有另外一个人倾听，就像镜子一样把当事人说的反映给他们看，这就为当事人提供了一个了解自己在想什么的宝贵机会。如果当事人经常感到困惑，陷入难以承受的痛苦，准确的重述会让他们知道自己的问题在别人听起来是什么样的。重要的是当事人能够听到别人对他们说过的话的反馈。这样，当事人便可以对自己的想法做评估，把忘记谈的内容补充进去，并且可以去思考自己是否真的坚信自己所说的，从而对事情进行更深入的思考（Clara E. Hill，2005）。

重述用较少或者另外的词语来重复当事人的重要看法，来澄清那些当事人难以表达的看法。一些当事人找不到词语来简明扼要地表达自己的观点，这时重述就是一种向当事人提供词语来进行自我表述的技巧。有些时候，它有助于重复当事人的话语，强调其中的一个关键词。重述需要咨询师对当事人的每一句新的表述都敏锐关注，对言语的意义持续地产生假设。于是咨询师将自己对语义的最佳猜测反馈给当事人，常常添加了已明确表达的内容（Miller 和 Rollnick，1991）。

毫无疑问，咨询师对当事人思想的理解，当事人可能否定。与对当事人情感探索的方法类似，面对当事人的否认，咨询师可以邀请当事人解释，这样当事人可以有机会更透彻地表达自己内心的想法，令咨询师更加深刻地理解他们。面对当事人的否认，咨询师也可以陈述自己判断的理由，即告诉当事人为什么自己对当事人的思想产生那样的印象。有时候，当事人的否定，只是因为他们想掩饰自己的想法，咨询师的补充说明将推动他们直视自己的内心，促进他们诉说内心深处的真实想法。咨询师对解读进行温和的说明，可以帮助当事人反思说话方式和行为方式，从而推进咨询的进展。

　　需要指出的是，探索是步步深入的，它绝不可能一蹴而就。我们常在不断的努力中，在刹那之间，对当事人多一些了解。一方面，这是因为当事人可能自己也不清楚自己的问题是什么，即使他们清楚，可能还需要对咨询师足够信任后，才会敞开心扉诉说。另一方面，可能随着探索的逐步深入，他们才深入理解了自己的问题，或者才意识到在他们的困扰下还掩藏着的深层问题。因此，在这个过程中，咨询师不可避免地面对一定程度的困惑、不确定性及"不可知性"。但这并不意味着我们要进行混乱的、没有重点的交谈，相反，要抱有这样一种信念：问题的解决有多种可能，并非只有一种方法。而两人的共同探索则是为了帮助当事人发现问题的意义和含义，由此为改变奠定基础（Sol L. Garfield，2005）。

　　例如，一名大学女生，抑郁症，经过历时一年总计八次的咨询后康复。一天，女生给咨询师邮件，称："老师好，我是某某，上次一别已是将近一年，您说我已经康复了，是的，我们的性格越来越好，您帮我除去了原生家庭的枷锁，唯剩一个心结,无法可解,不知您可否帮我打开它?"于是,咨询师和女生相约面谈。谈话中,女生说自己经历了一次手术,手术进行了全身麻醉。醒后,护士告诉她,她昏迷中一直在喊一个人的名字,护士以为那是她的前男友。其实不是,那人是女生的高中同学,两人曾经有一段青涩恋情。后来,因为自己害怕恋爱影响学习,主动分手。男生痛苦,多次挽留,无果。男生转而去向和两人关系都好的另一名女生表白。女生愤怒,对外宣称是男生劈腿自己才离开的,男生未做任何澄清、辩解。多年以来,自己一直内心愧疚(咨询师对此的回应是"那是生活的压力","那是青春的代价")。八年来,女生心中依然爱着男生,不时思念。后面谈的几个男友,都和男生有几分相似(咨询师对此的回应是"他们是赝品",女生说那是"仿制品")。自己一直不敢正视这些,现在自己力量回归了,觉得需要解决这个问题了,觉得过去的抑郁症"是一种报应"。咨询师静静地听着,温和地回应。后面,女生决定给男生写邮件,向男生道歉,向过去道别……在这个个案里,咨询师只是进行情感的探索,不曾进行任何的引导,但却成功帮助女生走出过去的阴影。在这里,女生内心的情感一直在那里,但是在过去一年的咨询里女生没向咨询师诉说,而是在其生活步入正轨,力量恢复以后才决定去面对,去解决。

2.3　启示

启示就是咨询师用新的思维观念去冲击当事人的思维和情感,帮助当事人获得领悟的过程。在咨询中,咨询师在启示中将运用多种咨询策略，去帮助、刺激当事人检视自己的思维、判断、情感和行为，进而更新个人的认识。当事人的思维、判断、情感和行为常带有局限性。从某种意义上说，正是这种局限性令其沉陷在困扰中。启示的目标就是使当事人构建建设性的视角来看待问题，让其以一种更为自主和有利于问题解决的方式来看待自己及其问题。在新的视角下，当事人重燃希望，发现了自己改变的可能性。

启示贵在"新"，但"新"是相对"旧"而言的。为了保证是"新"，咨询师常需要去了解"旧"是什么。也就是说，咨询师需要去了解、倾听当事人自己对整个事件的理解：他们自己认为问题的症结出在哪里？他们自己做了哪些分析？他们对自己做了哪些劝慰？他们的亲友对事情做了哪些分析？他们的亲友对他们做了哪些劝慰？然后，咨询师再去另辟蹊径。否则，咨询师努力思考，奉献观点，但是奉献出来的观点和当事人或者他们亲友的观点大同小异。这些观点过去没有发挥作用，现在也不会发生作用。它们对当事人没有启示意义。

在启示阶段，咨询师透过新的视角，发现当事人的思维漏洞，纠正当事人认知的偏差，发现解决问题的希望。这要求咨询师须在有限的时间里找到、锚定当事人持有一个或两个对生活具有破坏性的核心观念或情感，然后多角度攻打它们，摧毁它们，代之以对生活具有建设性的观念、情感。这些破坏性观念、情感有"我没有价值"，"我很贱"，"我们没有未来"，"我很自责"，"他们很坏"等，与之相应的建设性思想情感有"我有自己的价值"，"我有自己的尊严"，"我还有机会"，"我不必苛责自己","我误会他们了"等。一旦当事人破坏性观念松动乃至瓦解,建设性观念生长壮大,站稳脚跟,当事人的心理困扰即缓解,乃至解除。

这些破坏性的核心观念或情感的发现方法多种多样。有的当事人具有很强的内省力,他们会直告咨询师自己心中的破坏性核心观念或情感,请求咨询师帮助自己克服它们。他们知道一旦咨询师帮助自己克服了它们,自己的烦恼也就解除了。这时,咨询师只要接受当事人的思考即可。有时当事人会有意无意地掩藏或者不能觉知自己心中的破坏性观念或情感。这个时候就需要咨询师开动机器把它们挖掘出来,并总结提炼出一种精炼的表达。需要注意的是,无论我们多么睿智,我们都可能挖掘错误,都可能判断错误。怎么办? 我们需要当事人充当向导,充当裁决人。我们需要请他们检验核对我们的观点。我们需要他们的明确认可! 我们不可以默认他们同意我们的观点! 任何试图跨过当事人认可的行为都是一种想当然,都是一种对咨询师话语权的滥用,都是一种致命自负,都可能遭遇碰壁甚至是彻底的、完全的失败。

启示常涉及下列技术:

I 挑战

Harold Hackney 和 Sherry Cormier(2005)指出,挑战是一种回应,邀请当事人直面他们所逃避的事实,包括他们深藏内心的思想、情感、欲望和动机等。逃避常通过当事人身上呈现出来的一系列矛盾体现出来。挑战向当事人揭示这些矛盾,促使当事人直面它们,这使得一些长期积压于当事人心中的思想、情感、欲望和动机暴露在阳光之下。而一旦它们暴露在阳光之下,它们的威力即减小,当事人即可着手消化、处理它们。很多当事人就此开启了改变的旅程。

在咨询中,我们经常发现当事人呈现以下矛盾:

(1) 语言表达的前后不一致

例如,一名女研究生,自述曾有一份感情,后面两人友好分开。现在小伙子也找到了新的女朋友,而自己尚在单身。但是,女生在诉说整个事情的时候,女生依然称小伙子为"男朋友"而不是"前男友"或"前任"。

(2) 言语信息与非言语信息的不一致

例如,一名男研究生,自述一切进展顺利,和导师、同学关系都很好,实验室研究很顺利,自己还找到了一个国际知名公司的实习。可是,男生在讲述时,神情严肃,目光低垂,语气低沉,没有体现出任何的兴奋。

(3) 口头报告与客观事实的不一致

例如,一名大学男生,自称语言表达能力差,讲话乏味。可是在于咨询师交谈中,男生表达非常清晰,甚至带有一些幽默的味道。

(4) 主观愿望和客观规律的不一致

例如,一名大学生希望人生一切尽在掌握中。他认为人生不能出任何的差错,一点点差错都会对自己的人生产生难以挽回的损失。他将这个道理称为"巴菲特的雪球理论"——高山上两个雪球,一开始大小差不多,但当它们从山上往下滚的时候，二者的差距会越来越大。到了山下，两个雪球，天差地别！可是人生不可能没有差错，任何的成功都不可能一帆风顺。

（5）两种对立情感的不一致

例如，一名女生对曾经给自己带来深深伤害的父母，既充满怨恨，又有深深的怜悯。

（6）两种行为之间的不一致

例如，一名同学，花费大量时间打游戏，但在打游戏时又心不在焉。

（7）言语和行为的不一致

例如，有的学生，口头上说要好好学习，但是把时间都用在打游戏上了。

（8）对人和对己标准的不一致

例如，有的学生对他人苛刻粗暴，但是期望别人对自己包容温和。

存在的即是合理的。当事人身上的不一致亦具有积极的意义。Elizabeth Reynolds Welfelt 和 Lewis Patterson（2005）指出，当事人的防御可能是长期陪伴他们的朋友，这些防御长期以来帮助当事人承受压力和生活的痛苦（Clark，1991）。它们如铠甲，保护他们的尊严，伴随他们走过生命的冬季。但是，那铠甲也拖延了问题的解决，沉迷于自我欺骗制约了他们的发展，最终使得他们平添痛苦。

挑战使得当事人卸去铠甲，这常让当事人感到不舒服，甚至羞辱。如果说探索致力的是帮助当事人认识自己荒诞思想与情感的合理性，那么挑战就是帮助他们发现合理中的荒诞。这意味着，他们要放弃他们原有的看待自己问题和人生的习惯方式。面对可能的改变，他们常感到惶恐，因为他们太长的时间生活在这些观念里，他们需要这些观点来架构自己的生活，哪怕那种生活饱含痛苦。他们需要时间去消化、吸收新的观点。他们需要积攒勇气。这个时候，对咨询师的信任便成为他们的力量支撑。也就是说，鉴于咨询师在咨询中的表现，当事人已经认为咨询师是"为他们好的"，是包容的、称职的、可信赖的。他们因为信任，所以去承受、去采信、去担当。

　　缘此，挑战的时候，我们要牢记以下原则：

友好包容

　　我们要明白，我们所有人都存在不一致和非理性，因此我们并不"优于"当事人。我们需要时刻保持谦逊和共情，要知道了解自己和做出改变是多么困难。当局者迷，旁观者清。任何人都是容易看出别人的矛盾，而难以看出自己的不一致。我们指出当事人的不足，只是为了当事人改变，而不是炫耀自己的高明。

小心试探

　　在挑战的时候，我们要认真考虑当事人是否能够接受并愿意承受我们的挑战。有时当事人是非常脆弱很容易受到伤害的。如果我们感觉他们不会接受我们的挑战，我们就不要去挑战，因为每个人都有保持内心执著的权利。强行挑战会给当事人带来新的伤害。有时候，仅仅聆听他或她的故事就足够了。如果硬要推动他们发生变化，反而会阻碍他的发展。生活中总会有不能解决的矛盾，我们需要接受它们的存在，并学会与之共舞。

具体明确

Sue Culley 和 Tim Bond(2004)指出，内容含糊不清的挑战无法发挥作用，因为它不能清楚地表达出，可以从当事人想法、感觉、行为中的哪一方面去进一步探索。因此，作为咨询师，我们要具体明确地阐述我们所注意到的事情和以及我们的看法。

鼓励自我挑战

虽然当事人大声表达某种荒诞的思想或情感，但是他们的内心永远有一种微弱的声音在反对自己。他们的大声表达，从某种意义上说，只不过是在说服自己接受那些说出来的思想或情感，打压内心那个反对的声音。这个时候，咨询师可以鼓励当事人自我挑战，即问当事人：他们内心有哪些相反的思想，相反的情感，并请当事人提供证据，为它们作证。例如，有的同学说自己很恨一个人，这个时候，我们不妨问问他对对方还有哪些爱，对对方还有哪些幻想。这样，当事人可以更加直面内心的情感，更深刻地理解自己。

Ⅱ　即时性

即时性(immediacy)就是咨询师向当事人即时反馈自己对于咨询互动的感受，然后与其讨论这些感受。这种讨论，可以为当事人提供在生活中很难得到的他人关于自己人际交流风格的直接反馈，促使他们审视自己的内心情感，纠正自己关于人际交往的认知偏差和行为偏差。

很多当事人咨询就是因为他们在日常生活中与人交往出现了问题，并为此烦恼。Patterson(1974)强调，即时性很重要，因为当事人在咨询关系中的行为表现再现了他们在其他人际关系中的表现。例如，如果当事人在咨询关系中表现强势，那么他们在与人的日常交往中可能也很强势；如果当事人在咨询关系中表现退缩怯懦，那么他们在与人的日常交往中可能也退缩怯懦。咨询师帮助当事人在咨询关系中认识、理解和改进自己的行为表现，当事人可能会理解自己在日常交往中的行为表现，改善自己在日常交往中的行为表现。

即时性也直接展示了咨询师的真诚与勇敢，为当事人树立了榜样。在咨询陷入困顿的时分，一些当事人虽然对咨询心怀不满，但是出于对于咨询师的尊重、畏惧或不信任等原因，没有表达。他们没有表达，咨询师就没有得到反馈，于是咨询继续沉沦在无效的讨论里。咨询师运用即时性技术直接坦露自己对咨询谈话的观感，这常推动当事人直接坦露自己对咨询谈话的观感。双方的信任与理解，由此加深。

咨询师在什么时候用即时性呢？ Sue Culley 和 Tim

Bond(2004)指出，当咨询发生以下情况的时候，即可考虑使用即时性技术：

● 当当事人对咨询师发生信任危机时。此时，当事人或认为咨询师不值得信任，或害怕与咨询师建立信任、亲密的关系。

● 当当事人兜圈子的时候。此时，当事人谈话东拉西扯、原地踏地，咨询师感到迷糊、困顿。

● 当咨询出现边界问题的时候。此时，当事人想把咨访关系发展成一段友谊关系、亲情关系甚至恋情关系。当咨询时发现发生这种情况的苗头时，咨询师就需要和当事人直面这些问题，重申双方关系的边界及其意义。

● 当咨询陷入"僵局"的时候。此时，咨询师和当事人都感觉无助，看不到任何前行的希望。

Sue Culley 和 Tim Bond(2004)进一步指出，咨询师在运用即时性技术的时候需要坚持以下方针：

● 要果断。咨询师直接说出自己的想法、感受以及观察到的现象。

● 要开放。咨询师并不是只向当事人指出他们无益于咨询的行为。如果咨询师和当事人逐渐形成了一下关系模式——比如说，躲避模式、故意捣乱模式、只寻求舒适而不愿面对痛苦的模式，那么咨询师要意识到可能自己也有问题。也就是说，咨询师要去反思自己究竟做了什么，并就此和当事人展开讨论。

● 要明确。咨询师要向当事人明确具体地表达自己对咨询互动的看法,阐述自己认为当前发生了什么事情、观察到当事人正在做什么,以及咨询师自己又在做什么。

咨询中,即时性常可扭转乾坤。

例如,一位男博士生,向同宿舍多位同学扬言要杀了他们,而在杀了他们之前他要首先杀了自己的父亲。同学非常担心,一方面向老师做了汇报,一方面搬出宿舍,住进实验室和校园宾馆。于是,学校安排咨询师与辅导员一起和男生见面谈话。谈话中,咨询师询问男生是否和同学有些矛盾。男生非常愤怒,说自己和室友关系很好,如果有人说他和室友有矛盾,他愿意去对质。咨询师说同学愤怒了,男生矢口否认。咨询师无意去激怒男生,于是向男生表达了自己的歉意,转而问一些无关痛痒的问题,如寝室里床的布置。在男生情绪平复之后,咨询师再次将话题转向寝室关系。男生再次愤怒。这一次,咨询师变化策略。咨询师说:"抱歉,我又误会你了。可是,请看你的姿势——你怒目圆睁,声音很大,腿在发抖(咨询师一边说一边模仿男生的样子)。如果你看到别人这样,你可能也会这么想。我是误会你了,可是我是平常人,误会是我的权利。我误会你了,你是不是自己也有一些原因,引起了我的误会。"男生安静了。后面,咨询师和男生谈起了情绪的管理,鼓励男生管理好自己的情绪,向他人准确表达自己的情绪情感。男生平静很多。后来,咨询师又和男生谈了一次。在后面的咨询中,男生告诉咨询师,自己来自偏远的农村,家境贫寒,父母对自己非常宠爱,很多决定都替自己做了。现在一人来到大都市,经济困难,很多事做不好也不知道怎么做,感受到来自同学的很多歧视,自己很无助,很愤怒。他恨同学瞧不起自己,恨父亲没有培养自己的独立性……咨询师静静地聆听,温柔地安慰。男生笑了,他做出了一个决定——向他伤害过的室友一一道歉。四年之后,男生顺利毕业,离开学校。在这个个案里,咨询师及时地向男生做了情感反应,虽遭男生拒绝,但是放低姿态,从容阐述自己的理由,为男生带来改变。

Ⅲ 解释

启示常涉及到对问题的解释。解释是指引入新的参照框架来审视当事人自觉怪诞的思想、情绪和行为,使当事人对自己的问题产生新的认识。Frank 和 Frank(1990)指出,解释是一种有价值的咨询干预,因为它能够加强当事人的安全感和控制力。解释为当事人感到困惑的和无法抵抗的复杂体验提供了一个名字。很多时候,当当事人接受、认同这个名字,他们即感觉豁然开朗,烦恼亦烟消云散。在《西游记》中,孙悟

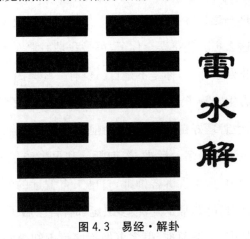

图4.3 易经·解卦

空降妖做的首要工作经常就是确定妖精是什么动物变的。一旦弄清妖怪是什么变的，接下来的事情就变得简单了——请相关的神仙即可。咨询亦如是。

关于解释，《周易·解卦》云："雷雨作，解。君子以赦过宥罪。"大意为雷雨并作，化育万物，是解卦的卦象。君子观此卦象，从而赦免过失，宽宥罪人。解卦，从某种意义上说，就是要帮助当事人从自己或他人认知、情感和行为的荒诞中发现它们的合理性。荒诞让当事人感到困惑、愤怒、羞耻和自责，而合理让他们释然，让他们感受到信心与希望。一个问题，总可以进行很多解读，但绝不可以增加当事人的心理负担。在此基础上，咨询师尽可做或科学的、或深刻的、或玄妙的解释，但有时一句乡村俚语却也价值连城。所有这些均无足轻重，解释的精妙永远在于让当事人释怀。

在此基础上，解释可朴素。

例如，一个女生，成绩很好，活泼大方。她常能过五关斩六将，去很好的公司实习。但是，进入实习公司以后，她工作很敷衍，没多久就打起退堂鼓。自己很苦恼。在谈起这种现象的时候，女生潸然泪下。咨询师也感觉奇怪，就询问了女生的童年经历，试图从中找到问题的答案。女生报告自己的童年很幸福——父母关系很好，对自己的教育也很宽松。咨询师有些失望，于是询问同学的学习情况。同学报告自己学习很投入，可以连续学习很长时间，很少敷衍。咨询师询问实习和学习的不同。女生报告，学习可以充实自己、提高自己，所学的知识可以跟自己一辈子。但是，实习不一样，自己和实习单位的关系是短暂的关系,自己无须承担那么多的责任。在这里,女生对自己的行为作出了解释。咨询师采纳了这一解释,将其反馈给女生。女生很开心,表示自己现在要好好学习,以后正式工作了,再努力奋斗,在工作中打拼,在工作中提高。在这个个案里,当事人的行为显然可以做出多种深刻解释,咨询师的解释非常的浅显朴素,但是它很好地帮助了当事人。

解释也可荒诞。

例如,一位女生,长期情绪欠佳,常流泪,常睡不好,常想到死亡。她曾经和父母一起去庙里吃长寿面。但是她听到长寿面这个名字就哭了,因为她想到自己要死。来咨询的时候,她见到咨询中心旁边的修车摊也会哭泣,因为她发现上次咨询来的时候修车摊也在那里。咨询师询问了她的童年经历,她童年很幸福,父母爱她,无特别之处。她长得很美,很多男生追求她,但她非常害怕和男生身体接触。当男生努力了解她,看她喜欢看的书,她便非常生气、厌恶。于是,咨询师说女生是老人的思维,因为只有老人才会常常想到死亡。女生接受了这个说法,咨询自然过渡到女生何以似老人。女生回忆,自己的外公几年前去世了。自己常做梦,梦见自己裸体、夜光下、在高山上跳舞。咨询师大胆假设,女生在和死去的外公谈恋爱。女生惊讶不已,不能呼吸。她开始大口喘气,后面不得不走到窗台去呼吸。许久,女生安静下来,告诉咨询师说咨询师是对的。自此以后,女生的情绪改善,睡眠也好转。在这个个案里,咨询师的解释很荒诞,完全不具科学性,但是很好地帮助了当事人。

Ⅳ　身体动作

　　虽然启示如心理咨询的其他环节一样，主要是言语交流，但是非言语的交流在其中亦扮演重要角色。当事人和咨询师在咨询中是一个有机的整体，是一个太极。在其中，当事人的情绪、思维、语言和身体动作的丝微改变都会对咨询师产生影响，而咨询师的情绪、思维、语言和身体动作的丝微改变亦会对当事人产生影响。同时，当事人自身也是一个有机的整体、一个太极，他们的情绪、思维、语言和身体动作都紧密相连、相互影响。在其中，任何一方的变化都会引起其他方的变化。例如，有时候当事人一个简单的扩胸运动都可以带来他们语言、情绪的大改变。因此，启示需要高度重视咨询双方的非言语交流，善加利用，给当事人以触动，给当事人以改变。

　　咨询师在启示阶段对于非言语交流的运用，具体方法主要有以下两种：

　　其一，观察当事人的身体动作，模仿他们的身体动作，观察他们的行为变化，然后与他们一起对此进行解读、发挥。

　　例如，一个男大学生，强迫症，表现为平时嘴巴合不拢，说话压力大，非常怕说错。平时怒气很多，愤怒起来自己强忍，一个多小时才能让自己平静下来。之后，非常疲惫，常直接去睡觉休息。因为这种情况，男生学习吃力，成绩跟不上，被迫休学。为了摆脱困扰，先后向多位咨询师和精神科医生求助，但进步很小，后来到笔者处尝试。在和笔者的一次咨询中，笔者注意到男生说话时用手遮掩自己的嘴巴,于是模仿起男生的动作:说话的时候用手遮住自己的嘴巴,并笑着对男生说自己在模仿他。男生笑了,自然地放下遮掩嘴巴的手。笔者见状,向男生说起蜈蚣和狐狸的故事:过去,一只狐狸看见一只蜈蚣在爬行,对蜈蚣说:"蜈蚣老弟,你好神奇,你有一百多只脚,你是怎么把它们协调起来的?"蜈蚣听了后也觉得很有道理,陷入深深的思考之中。结果,自己一头栽在地上,不会走路了。后面,蜈蚣想到:"我只管走路就好,管它是怎么协调的!"于是,蜈蚣又会走路了。在这个故事之后,笔者说,男生的愤怒是因为怨恨,怨恨父母爱得太苛刻,怨恨自己表现不好,说话做事都达不到期望。男生的行为怪癖是因为他的自我监控太强,期望自己表现更好,但事与愿违——自己表现更糟。解决之道是,及时觉察监控,放开监控,顺其自然。顺其自然,身体本能的力量会治愈怪癖。在笔者讲话的过程中,笔者惊讶地发现男生的嘴巴第一次自然合拢!

其二,进行行为实验,请当事人变化身体姿势,询问当事人随之产生的心理感受,然后与他们一起对此进行解读、发挥。

例如,一名男博士生,情绪低落,觉得前途迷茫,无路可走,多次咨询,效果不明显,后转至笔者处。咨询中,笔者了解到该生半年前父亲因病去世,自己博士学习四年但论文毫无进展,毕业困难。由此,博士觉得自己的前途渺茫,而且他经过深入的自我分析后认为所有的不如意都因为中学时曾被同学和老师冤枉自己偷窃的经历。其外,博士因为痛苦,曾尝试算命的帮助，结果被算命师告知"有大劫难，即使不死也会脱三层皮"，于是乎变得愈发紧张、悲观。在一次咨询谈话中，博士说话，双手支头，双目盯着地板，完全沉浸在个人的愁思之中。咨询师自己也觉得很压抑，便将后背靠向沙发后背，感觉舒服一些。受此启发，咨询师建议博士将头抬起来，背靠沙发背，把手放在沙发扶手上。咨询师自己做了示范，并跷起二郎腿，然后继续讨论问题。博士报告感觉姿势调整后放松很多，说话也轻松一些。咨询师指出，博士原先的姿势使得自己的世界只有身体和目光所及的一小块，姿势改变后自己拥有了更大的世界。更大的世界让自己愉快。自己觉得没有前途，只是因为自己视野的狭隘，对前途的悲观预测只是自己一时的想法，远非真理和事实。所以，当出现消极想法的时候，告诉自己"我现在认为我……"至于算命，易经算命的精义是智慧决策、逢凶化吉，而非悲观弃世，那位算命师纵使神机妙算，但我们也不必迷信。中国自古有"改命"一说。古代名士袁了凡也曾被算命师精准预测过，但是后来在高僧的启发下，努力修身，成功改变命运！再说，博士已经"大劫难了，已经脱三层皮了"……经过这番开导，博士轻松下来，绽开笑容，觉得即使博士不毕业，也有未来。

在启示的时候，心理咨询的六维结构可以大显身手。从某种意义上说，心理咨询的六维结构就是一个启示策略库。例如，时间维度建议帮助当事人发现自己的憧憬和当前问题的关系，行动维度建议帮助当事人审视自己认知或行为的适应性,参照维度中建议帮助当事人观察基点参照的发展状况等。理论上说,启示的策略是无穷无尽的。但是,每个当事人的情况不同,对某个策略的接受度也不一样。这个时候,咨询师一定要心怀谦卑,小心前进,随机应变。启示的目的是促进当事人改变,最小的改变,而不是发现某个哲学真理,更不是去征服当事人。如果咨询师的启示变成一场与当事人的哲学争辩、对当事人的思想批评或者行为指责,那么它就违背了启示的本意,也变成了咨询的阻碍。

需要指出的是,心理咨询六维结构图上列举的技术策略只是一个有效的工具,咨询师不可拘泥于它们,被它们框死。咨询有时就像在大海上的漂流。六维结构图上的技术策略,只是大海上的岛屿,它们不是大海。岛屿,是我们的据点,我们的营地,我们的剑指向海洋。我们绝不可止于岛屿。启示的手段与方法是无穷无尽的,它远远超出六维结构图所列举的具体策略。我们需要依托六维结构图,张开想象的翅膀,进行各式各样的创新,去完成咨询的使命。否则,我们即是画地为牢,自缚手脚。

例如,一名男博士,自述自己近况很不好,甚至想到退学。咨询师请同学细谈,同学说半年前遇到一个女生,两人互相喜欢。于是,自己表白,女生说自己心里装有一个男生了。后来,同学发现那位男生对女生没有兴趣,女生没有希望。同学不停努力,终于两个人走到了一起。可是,走到一起以后,同学却为女生先前的拒绝很不开心,认为女生前面不该心里装有别的男生。为此,二人常争执。同学也求助一些朋友,朋友们强调活在当下，关键是两个人相爱。可是同学心里纠结依旧：一方面，同学知道自己要大度，要包容；一方面又放不下。同学很痛苦。同学还忆起自己过去的两次恋爱也曾遇到类似的问题，并因此分开。这一次，自己不希望再重蹈覆辙。咨询师对同学说，己所不欲，勿施于人——既然自己过去有情感的经历，所以根本无权要求别人过去没有情感经历。女生先前爱别人，那是女生的权利。可是，男生显得急躁，完全听不进咨询师的话语。同学说，自己懂很多道理，可是心里就是放不下。于是，咨询师想到包容是有条件的，佛祖什么都能包容，父亲能包容孩子，自己能包容小朋友……自己现在之所以不能包容，实际和女生的情况无关，是因为自己内心弱小。等到自己强大了，自然可以包容。同学感觉这样舒服一些。但是同学也担心自己没有强大的那一天，咨询师说会有的。咨询师进而建议，同学在内心纠结的时候进行一个思维切换：女生没有问题，问题是自己内心的弱小。同学同意。一周后，同学又来咨询。同学反馈自己有些进步，但是希望自己进步更大一些。咨询师接受了挑战，问同学两个问题：其一，你在这个过程中得到了什么；其二，你在这个过程中逃避什么？对于第一个问题，同学的回答是：得到控制权——因为你做错了，所以你要补偿我，你要听我的，你要牺牲一些权利，甚至是很多的权利。并且，女生富有同情心，给予男生很多的安慰，很多的温柔。对于第二个问题，男生的回答是：因为自己曾经尽力把自己塑造成一个高大的人，现在要穿帮了。自己受不了被指责，被批评，所以先发制人，攻击对方。换句话说，同学通过把战火引向对方半场的方式,来保护自己的自尊。男生进而剖析到,"自己习惯于打江山,而不是守江山",即善于去追求女生,去建立一种亲密关系,但是不知道如何爱一个人如何去经营一段亲密关系,并凭借着这种亲密关系去幸福生活。挑剔与计较,让自己不必把注意力放在如何创造美好的生活上。咨询师建议同学,去基于自己是一个平凡的人,学习如何创造美好的生活。同学被触动。在这个个案里,当事人的问题,从某种意义上说就是不愿接受事实真相。咨询师使用了自我同情的技术,但是对提问的问题进行了变革,取得了突破。

总之,在咨询之夏,咨询师与当事人的思维都处于一种活跃状态。此时,咨询师调动自己的全部智慧,大胆假设,小心求证,不断地调查、探索和启示,不断调整策略,帮助当事人发现自我,接纳自我,改变自我。在其中,咨询师自己也将感受到来自当事人的冲击,如怀疑、否定、愤怒、失望等。在火热的讨论中,在双方思维的碰撞中,当事人的情绪得以释放,对自己的理解加深,问题解决的希望浮现。

3　咨询之秋

秋天是收获的季节。《内径·素问》云:"秋三月。此谓容平,天气以急,地气以明。"大意为,秋季的三个月,自然景象因万物成熟而平定收敛。此时,天高风急、地气清肃(谢华,2000)。

咨询的收网阶段就是咨询之秋。此时，咨询的时间已经过半，当事人的情绪得到充分的宣泄，他们的思维也得到了厘清，他们明白了过去不明白的道理。咨询取得了初步的成绩。但是，他们的问题并没有彻底解决。他们很可能仍然不知道如何应对生活的挑战。他们希望明晰实实在在，明明白白的举措。这意味着，咨询双方需要讨论当事人如何安排生活。换句话说，就是要为当事人的改变做最后的努力了。怎么办？

3.1　建议

建议即咨询师向当事人建言献策，帮助当事人确定摆脱烦恼的行动方案及其注意事项。例如，建议当事人加强时间管理，每天进行体育运动，尝试和父母新的沟通方式等。很多当事人来咨询就是来听取建议，期望咨询师能指点自己如何做，现在是正面回应这一期望的时候了。

3.1.1　建议的资源

心理咨询的六维结构提供了大量的、具体的行动方案，例如身体维度的安静部分详细阐述了如何进行正念，同情维度的自我同情部分详细阐述了如何拒绝自我否定，在利益维度的舍弃部分详细阐述了如何在心中放下某些情感……需要指出的是，虽然这些策略都曾取得过成功，但并不意味着它们在某一当事人身上一定成功。咨询师完全可以咨询实际，根据个人灵感，对这些策略进行创造性改造，然后推荐给当事人。同时，在给当事人推荐任何策略时，我们都虚心听取当事人的意见,鼓励他们对这些策略进行变通以适应自己的情况。咨询师更应当鼓励当事人头脑风暴,放下咨询师的见解,大胆思考,开发自己的解决办法。从这个意义上说,咨询师提供的策略只是抛砖引玉之"砖"——它们只是当事人改变的催化剂。

例1,一位女研究生咨询中报告自己常感觉胸堵。通过一段时间的交流,咨询师认为女生的胸堵是因为是有东西堵在那里,这些东西是女生内心屈辱和愤怒的意象化表达。缘此,咨询师请女生先尝试正念训练的呼吸禅修技术,然后集中注意于胸部,体会胸堵的感觉。当女生报告自己感觉到胸堵后,请其想象在堵的地方接入一根导管,将血块、脓水等都引入导管。女生依言想象。想象时,女生落泪,后面竟泪流满面。想象结束,女生报告,感觉自己的胸空了。在这里,咨询师创造性地对写心冥想进行了改造,取得良好的咨询效果。

例2,一位男生,抑郁症,前来咨询。咨询师建议他在抑郁发作时进行正念技术身体扫描(前面的章节曾介绍该技术),依次感受身体的各个部位的状态。他试验后表示愿意在生活中尝试。后面,男生报告在生活中尝试该技术感觉并不好,他对技术进行了改良,就是想象自己处在云端之上,全身即刻整体放松(而不是逐步放松),取得良好的效果。在这里,当事人对身体扫描技术进行了创造性改造,很好地帮助了自己。

3.1.2　建议的时机

建议一般需要在探索和启发之后进行。此时,当事人常已充分表达了自己的思想情感,意识到了自己思想行为的偏差,他们期待通过行动实现问题的终结。相应的,咨询师在经历了咨询之夏后对当事人的问题有了整体的把握,提供解决方案亦具有更强的针对性。因此,此时咨询师的建议,常显有的放矢,水到渠成。否则,建议常简单鲁莽、不切实际,遭受当事人的排斥。

为了增强建议的有效性,我们在给出建议之前,需要弄清楚当事人已经进行了哪些问题解决的尝试,这些尝试的效果如何。绝大多数当事人来咨询之前都已经开始了问题解决的尝试,这些尝试或来自当事人自己的思考,或来自亲友或其他咨询师的建议。在其中,有些尝试没有效果,令自己沮丧;有些尝试取得了一定效果,但是他们感觉自己的问题没有得到根本解决,他们企望咨询师能帮助他们彻底解决问题。如果,我们不了解这些,我们给出的建议可能会和他们先前的尝试重复。这些重复的建议必遭受抵制。我们的权威也将遭受质疑。

虽然大部分时候建议发生在探索和启发之后,但有时建议需要在探索和启发之前进行。一些当事人处在危机之中,他们期望立刻的改变。对于这些当事人,咨询师需要缩短甚至先跳过探索和启发的时间,尽快给予他们建议。对于这类当事人而言,只有在他们接受直接的指导,并解决了迫在眉睫的问题之后,他们才会愿意回过头来了解问题产生的原因,或处理其他问题(Clara E. Hill,2003)。

例如,一名大学女生在亲人的陪同下来咨询师处求助。女生刚一坐下,即直告自己被专科医院诊断为中重度抑郁症,有强烈的自杀意念,但害怕死得难看,为此痛苦不堪。她也撸起袖子,让咨询师看她的手腕,腕上的划痕清晰可见。女生期望咨询师暂缓对抑郁症原因的分析,而直接告诉她如何控制自杀意念。咨询师尊重了女生的意见,尝试写心冥想:想象自己的自杀念头升起,自己"心"的感受。女生报告,感觉自己的心被一只手拧住,令人窒息,使得自己只想结束自己的生命。于是,咨询师请女生观察拧住自己心的那只手,女生报告那是一只黑色的手。然后,那只黑色的手变化了,变成了黑色的液体融进心里,并经由血管,迅速充满全身,非常恐怖。咨询师感觉到恐怖,建议女生想象黑色的液体,缓慢流动,并通过脚底板流出身体。女生报告无法作此想象。女生想象心中被插入一把尖刀,心被剖开,黑色的液体从中流出体外。咨询师请女生观察心,女生报告心在萎缩,一点点变小。咨询师注意到女生在作此想象的时候,身体一点点地瘫倒在座椅上。许久之后,女生睁开眼睛,报告自己轻松下来。于是,咨询开始过渡到对女生生活经历和内心世界的讨论。后面,咨询双方将抑郁的原因定格在童年的家庭环境。女生父母都是聋哑人,自己很自卑,痛恨命运不公。女生很优秀,很要强,拼命学习,成绩很好。成绩给她很大的安慰。但是进入大学以后,自己的学习优势渐失,而自卑依旧,心态失衡,非常无助,引发抑郁。谈完这些,女生笑了,与咨询之初判若两人。当晚,自杀的念头即未升起。后面又进行了 4 次咨询。5 次之后,女生康复,亲人惊愕。在这个个案里,咨询师如果无视女生的情况,执意去调查、探索和启发,咨询局面很难打开。

3.1.3　行为预演

建议常涉及行为预演。所谓行为预演(Behavior Re-hearsal),即和当事人进行角色扮演,帮助他们学习新的人际相处技能。很多当事人的心理困扰和他们人际相处技能的缺乏紧密相关。例如,有些女儿不知道如何回应不断向自己诉说心中委屈的母亲,烦心不已;有些男大学生不知道如何对室友说不,郁闷憋屈;有些大学生言语粗暴,不知道如何温和地向人提要求,伤人伤己……此时,行为预演就显得非常重要。中国古人说:凡事预则立,不预则废。经过行为预演,当当事人在真实情境中尝试新的行为方式时,会比没有经过行为预演拥有更多的自知和自信,从而能在情绪和困惑一出现时就能得到妥善处理(Bianca Cody Murphy 和 Carolyn Dillon,2003)。

在角色扮演中,咨询师有若干任务需要完成,如准确地扮演自己的角色,密切注意当事人的行为和情绪,密切注意自己的内心体验。当角色扮演完成后,咨询双方要讨论角色扮演中发生了什么。咨询师从这种体验中获得了充足的信息,并可反馈给当事人。这种信息或来自于咨询师的内心体验,或来自咨询师的观察(Elizabeth Reynolds Welfelt 和 Lewis Patterson,2005)。这种反馈有助于当事人澄清当事人自己的情绪、愿望、关于他人的信念、关于自己的信念以及自己的行为对他人的影响。

为了巩固效果,在行为预演之后,咨询师还可鼓励当事人在生活中进行头脑预演(imaginal rehearsal)。所谓头脑预演,即当事人在想象中预演新的行为,假定他们正在以所期待的方式做事。我们大多数人都在头脑中对事情进行预演,以对所预料的事情或情况做好准备。持有积极想象,是一种积极的心理暗示,有助于当事人建立信心,这也是预演新行为的一个好处。

行为预演的目标是使当事人能在真实生活中尝试新的行为,并让新的行为稳定下来。尽管行为预演可以在咨询情境中进行,但它最终将会进入外面的真实世界。我们要鼓励当事人循序渐进地尝试新的行为,从小处着手或在安全环境下开始。我们要牢记,在真实世界中执行习得行为更加困难,因为在真实世界中,复杂情况可能会出现更多,而强化因素可能很弱,甚至根本就没有(Bianca Cody Murphy 和 Carolyn Dillon,2003)。

3.1.4 建议的命运

建议的命运是未知。无论建议看起来是多么的合理,它们都可能遭遇失败。在实际咨询中,我们经常可以看到咨询师和当事人在咨询中一起制订了详细的行动计划,当事人对这个计划很满意,可是在随后的生活中计划却没有执行。对此,咨询师不必懊丧,因为那是咨询现实的一部分。尽管计划没有执行,但那绝不意味着计划的制订没有意义——计划的制订表达了对当事人的关切,帮助当事人将心安定下来。如果当事人再次来咨询,咨询师可以询问计划的执行情况,了解计划未执行的原因，然后另寻他途。这样既展现了咨询师的认真负责，也展现了咨询师的包容。

例如，一位大一男生，焦急来心理咨询。他自述在骑自行车的时候不慎手指摔伤。自己去医院诊断，医生说需要一笔钱做个小手术，但有一定的风险。他觉得父母亲敏感脆弱，心理承受能力差，知道后会很担心，所以不想让父母知道自己的事情。但是，自己又觉得不能不做这个手术，他不知道何去何从。咨询中，咨询师发现他有一个非常信任的中学老师，于是鼓励他向该老师求助。在咨询室里，同学和老师进行了通话，老师当即表示愿意资助同学手术。接下来，咨询师和同学详细讨论了如何在父母不知道的情况下去医院做手术。讨论过后，同学心理轻松很多。几周之后，再见同学。同学报告，自己后来告诉了父母，父母比较平静，没有自己想象的那么紧张，手术在父母的支持下做了。在这个案例里，同学没有遵循咨询时的建议，但是并不表示咨询建议没有作用。咨询建议帮助他获得安慰，获得平静，促进了他后面的理性决策。

3.2 总结

总结就是和当事人回顾咨询讨论的历程及其取得的成果。如果我们将咨询谈话看作一篇论文，那么"总结"就是这篇论文的"摘要"。总结时分，咨询师可以和当事人简短回顾谈话的议题，咨询双方对问题何以产生和维持的解读，以及基于解读之上的推荐解决方案等。咨询是艰辛的旅程。在其中，咨询双方都付出巨大的努力，犯过很多错误，走过很多弯路。"总结"提供一个机会去审视整个过程，发现咨询的进展，确定后续努力的方向。

总结中，咨询双方需要梳理共识。咨询中，咨询师虽然和当事人进行了大量的讨论，但是当事人接受的、有价值的话语并不多，而且它们散落在庞杂的对白里，琐碎、凌乱。如果不梳理，它们很容易被忘记。梳理共识就是要将它们逻辑化、系统化，从而巩固记忆，强化效果。所以，共识的表达要简练，不要超过三点，最好就一点。共识常含分析和建议两部分。其中，分析部分要言简意赅，语气轻松；建议部分要多鼓励肯定当事人，增强其信心。

例如，某市女运动员，21岁，原先性格大大咧咧，但因为奥运会选拔赛失败，半年多时间一直情绪不好，竞技状态也不好。运动队做了很多工作，但是她的状态依旧，于是推荐进行心理咨询。咨询中，运动员报告自己情绪不好，萎靡，压力大，常失眠。于是，咨询师与前其讨论压力管理，介绍正念技术——咨询师示范，运动员跟学。运动员报告进入不了状态。运动员指出问题的关键不是让自己静下来，而是让自己兴奋起来，活跃起来。咨询师说运动员之所以兴奋不起来，是因为脑袋想多了，练习的要义是让脑袋休息。脑袋休息了，该兴奋的时候就能兴奋起来。运动员赞同。但是，咨询师还是放弃了正念训练，问运动员过去有没有遭受挫折的经验，运动员说没有，于是咨询师说命运开始给你颜色看了。运动员一定程度认同，说自己也想到那个点，但是教练批评自己的时候就忘了。于是，咨询过渡到对于教练批评的应对。咨询师提到散

步、写日记等，运动员觉得不合适。运动员提到自己的经验，
自己过去不开心吃辣的东西，辣过后感觉精神很爽。咨询谈
到这里，咨询双方都觉得很肤浅，不过瘾。这时，运动员提到
咨询是否可以保密，咨询师给予了肯定。运动员小声说，自己
问题的关键是和教练的关系问题。自己成绩不好，教练着急，
向运动员抱怨自己的付出没有回报。教练，现年五十多岁，离
婚寡居，手下两个弟子，一个是师兄，一个就是自己。教练将
自己的全部精力放在了事业上。先前，教练对师兄视为儿子，
关怀备至，期望其成为超级明星。师兄难以承受那种关怀，那
种期待，那种压力。最后，二人翻脸。不自觉地，教练将全部
的情感转移到自己身上。自己全部接纳，虽然抗拒。谈话至
此，咨询师对运动员的问题就行了解读，说运动员压力大，是
因为运动员将教练的压力全部接了下来，如果不接就没有压
力了。这就像荷叶上的水珠——水珠打在荷叶上，水珠滑落，
这样无论水珠有多少，荷叶都没有压力，因为它们滑落了。运
动员觉得咨询师说得很妙。咨询师进一步指出，教练和自己
就是一种合作关系，契约关系，不是母子关系。虽然中国文化
传统常将双方看成一种父子关系、母子关系，教练也如此希
望，但在现代社会二者不是。教练在权力上是大的，情感上是
弱的。运动员不必把教练的话当圣旨。不过为了事业，运动
员需要和教练友好相处。如何相处，咨询师与运动员进行了
热烈的讨论，并达成一致，即对教练的情感诉说，"东耳朵进，
西耳朵出"——只是听听，不去加工，不去体验。对于教练的
训练安排，则坚决执行到位。咨询行将结束的时候，咨询师对

咨询进行了总结,即运动员与教练相处时——"情感上划清界限,行动上配合到位;横批:演戏"。运动员双手翘起大拇指说好。谈话过后一个月,运动队反馈,运动员情绪变好,运动成绩亦提高。在这个个案里,咨询师进行了很多的尝试和探索,做了很多的无用功,但是后面找到了关键点。在咨询的最后阶段,咨询师用对联式的话语对行动方案对咨询进行了很好的总结,赢得了当事人的认同。

咨询可能是一次谈话,也可能是多次的谈话。对于多次谈话的咨询,后续谈话的总结还需要包含回顾咨询以来当事人所取得的进步。这样做非常必要,因为从他人那里或从另外一个角度聆听自己的进步与听自己描述自己的进步是完全不同的。即使没有新的信息,但大多数当事人还是从咨询师的陈述中受益。正如有的当事人说的:"我知道我已经取得了进步,但听到你这么说还是很开心"。

如果有可能,咨询师也可以试着让当事人自己做总结。这不仅是让他们保持责任感的方法,而且能检查他们的理解程度。例如咨询师可以这样说:"我们的谈话要结束了,下面你总结一下今天谈话的主要内容吧。"当事人总结的时候,常漏掉我们认为的关键点。对于当事人遗漏的要点,我们可以直接让它们过去。因为从某种意义上说,遗漏是当事人一种无意识的拒绝,我们需要尊重他们的选择。

需要指出的是,总结要求咨询双方要搁置分歧。咨询中,咨询双方一定有很多分歧,咨询师一定要将这些分歧搁置起来。搁置的内容很多是咨询师以为很有价值,但是当事人未能接受的东西。咨询师必须搁置它们,因为当事人葆有个人观点的自由,也有犯错误的权利,而咨询师虽然自觉正确但可能只是一孔之见。搁置分歧也意味着搁置当事人的观点、要求。咨询中,当事人常期待一次咨询解决很多不同的问题,甚至期待解决人生中所有的问题。但是,一次咨询的容量是有限的,咨询师的能力也是有限的,咨询师如果迁就当事人,就将陷入泥潭,并影响先前的咨询效果。所以,咨询师需要婉拒当事人不合理的要求,建议其自我解决或者下次再来。

3.3 展望

展望就是和当事人讨论其接下的生活安排。如果需要再次咨询,则要和当事人确定时间、方式等。如果不需要,则可询问当事人接下来的生活安排,并给予支持和鼓励。这样做的意义在于使当事人更加明确生活的方向,并让咨询充满温馨。咨询师一定要向当事人表达赞赏与祝福,赞赏他的优良品质,祝福他的美好未来。这种诚挚的赞赏与祝福经常给当事人莫大的安慰。

咨询谈话可能成功亦可能不成功。如果咨询谈话不成功,咨询师当正视这个现实,请当事人在随后的生活中自己观察、调整、领悟。如果过一段时间,他又希望咨询谈话,那么他可以再次预约咨询。有时,在咨询中断的日子里,当事人和咨询师的生活都有很多改变或者双方对问题都有新的领悟。再次咨询,当事人神奇改变。如果当事人希望去别处咨询,那么咨询师也可以提供帮助。如果咨询师认为当事人需要其他形式的帮助(如药物治疗),那么,咨询师可提出建议并与当事人讨论。有时,转介是最好的帮助。因为我们每个人的能力都是有限的。我们需要同行。

　　例如,一位女研究生,非常自卑,情绪抑郁,觉得自己一无是处,为了改变这种状况,她曾去多处咨询,后面到咨询师 Y 处求助。咨询中,女生尽情述说自己的不足,难以穷尽。Y 对其进行了归纳,大致有:(1)长相不好,矮胖;(2)脾气不好,常在电话里向妈妈发火;(3)人际交往不好,朋友少;(4)脑子笨,科研能力弱;(5)做事能力差,优柔寡断……事实上同学绝非如此不济,例如她相貌不错,敢做敢当,科研不错,导师还让她做项目组长。Y 很纳闷她为何如此地贬低自己。咨询中,Y着力改变她的认知,也取得一些进展,例如她可以主动地邀请人打羽毛球,参加自行车兴趣小组,与同学一起骑行到 200 公里以外的地方游玩。但是,她对自己充满失望,对咨询也不满意。Y 怀疑她童年受过侵害,她矢口否认,说“你们咨询师尽整这一套!”多次咨询之后,同学说也许只有自己才能救自己。Y 对女生给予了支持,祝福她在生活中救赎自己,在合适的时候再来咨询。她有一些失望,但是接受了这个方案。两个月以后,女生又来求助。女生说,她看了一部电影,叫《心灵捕手》,觉得 Y 很像电影中的咨询师,所以迫切地希望见到 Y,期望 Y 能帮到自己。于是 Y 继续了自己的咨询。在新的咨询里,Y 直言她一切尚好,不足以如此自卑,再次提出她可能因为曾遇性侵才如此不能接受自己。这一次,女生承认了,她说自己被近亲属性侵,充满屈辱。但是,她认为整个过程,自己负有相当的责任，她不能原谅自己。Y 对她进行了安慰。后面 Y 又和女生进行过若干次咨询，慢慢地她开始接纳自己，慢慢地她停止了数落自己。1 月以后，女生来访，问 Y 自己有何不同。Y 说："我不知道。"女生说："今天我穿了裙子，这是八年来我第一次穿裙子。"Y 笑了。女生问 Y 一个问题："如果以后自己的男友介意自己不是处女怎么办？"Y 说："把他踹了。"女生大笑，说很喜欢 Y 的回答。在这个个案里，如果 Y 此前没有果断中止咨询，女生没有看到《心灵捕手》电影，很难想象咨询师能够彻底帮助到女生。

需要强调的是，无论是一次咨询谈话还是多次咨询谈话，都无力彻解当事人生活中的所有困扰。有时，当事人在咨询中取得了收获，但在以后的生活中又遇到新的困难，或者原有的问题卷土重来。这在强迫症患者身上表现得尤为明显，例如一位强迫症患者原来总感觉袜子穿的不舒服，经过咨询后，该症状消失，但是他可能常觉得自己的房门没有锁好。这个时候，当事人可以重新回到咨询中来中，并用 1—2 次咨询解决这些问题。在大多数情况下，1 次咨询就可以处理这种情况。根据当事人的不同情况，咨询师鼓励当事人在未来需要的时候，再次咨询。

总之，在咨询之秋，咨询师和当事人着手为当事人的改变做最后的努力。此时，咨询师对自己在本次咨询会谈的满意度以及当事人对心理咨询的满意度都慢慢明晰。咨询师的机会在减少。这要求咨询师收缩战线，告别对当事人思想情感的深入讨论，着力于建议、总结和展望。通过这些举措，巩固咨询所得,帮助当事人形成应对生活挑战的具体策略,期待他们在生活中发挥个人才智,创造美好未来。

4 咨询之冬

冬天是蛰伏的季节。《内经·素问》云:"冬三月。此谓闭藏,水冰地拆,无扰乎阳。"大意为,冬天的三个月是生机潜伏、万物蛰伏的时令。当此时节,水寒成冰、大地龟裂(谢华,2000)。

咨询的结束阶段就是咨询之冬。在咨询之冬,咨询的谈话已经结束,当事人离开了心理咨询处所。但是,咨询师常常仍然沉浸在已经结束了的咨询谈话之中。如果谈话很成功,他们可能志得意满、踌躇满志;如果谈话过程辛苦、曲折,他们可能感觉身心疲惫;如果谈话很失败,他们可能感觉沮丧、失落;如果咨询没有彻解当事人的问题,他们可能为当事人忧虑;如果他们已经和当事人建立了一定的情感,他们可能依依不舍,感叹生之无常。怎么办?

4.1 分离

分离就是咨询师必须从咨询的状态中解脱出来。咨询需要巨大的情感投入,因为投入巨大,所以分离困难,但是,咨询师必须从咨询的状态中解脱出来,因为咨询只是咨询师生活的一部分。一些咨询师咨询后仍然牵挂着当事人,这听起来美妙,但对于一个职业人是不可取的。因为每个人有自己的自在命运，当事人和咨询师都是如此。咨询师要对命运谦卑。

咨询师可以选择多种方法实现情绪的分离。常见的方式有散步、聊天、阅读等。有时候，这些常规方法难以奏效，这就需要督导的帮助。和督导一起讨论咨询中发生的事情，讨论自己的遗憾和困惑等，在其中完成情绪的宣泄和思维的梳理。在找不到督导的时候，和同行尤其是资深的同行讨论，也不失为一个办法。

记录个案是帮助分离的有效手段。详细地记录个案，对咨询师来说，既可以充分地宣泄个人情绪，也可以整理自己的思维，帮助我们总结咨询中的成败得失。一个案例报告的撰写并没有一个完美的模板，但是一个好的案例记录需要包括以下信息：(1)当事人的基本信息，如性别、年龄、民族、职业等信息；(2)当事人求助的问题以及发展历程，如是不是抑郁症，抑郁症的程度如何，抑郁症有多久了，有哪些发展变化等；(3)咨询师的处理。例如，咨询是主要在倾听、安抚还是进行了很多的互动讨论。如果是互动讨论，主要聚焦于哪些视角，是聚焦在当事人的过去经历，还是他们当前的想法、情绪上，还是行为上等。咨询中发生那些印象深刻的互动，如咨询师有哪些坐姿改变以及当事人的反应，或者当事人有哪些眼神变化以及咨询师的反应。心理咨询的节奏如何；(4)当事人对处理的反应，如当事人是否很紧张还是很放松；(5)咨询师的感受，如咨询师是否放松，是否欢乐，是否无助，是否内心起伏跌宕等。

诚实地记录咨询的过程与结果需要勇气。在回顾咨询历程的时候,我们常为自己犯下的错误汗颜,为自己的愚蠢感到遗憾。我们每一个人有自我肯定的天性。我们会无意识地遮掩自己的不足,无意识地为自己辩护,无意识地为自己的失败开脱。这使得我们会不自觉地对事实进行歪曲,对咨询的过程进行修饰,对咨询的结果进行美化。这种修饰和美化,本质上是一种自我欺骗。但人皆有良心,自我欺骗让我们感觉一丝满足,但亦让我们心怀包袱,让我们不安。诚实地记录咨询中的遗憾,也可帮助我们放下,帮助我们轻装上阵。诚实地记录咨询中的遗憾,我们会感受苦涩。但是,亡羊补牢,犹未为晚。苦涩给我们警醒,给我们以提高的可能。

4.2 评估

评估对于咨询水平的提高很重要。评估的价值在于,我们从每一个独一无二的案例中学习,并且养成了理性客观地自我评价的习惯。我们可以问问自己:当事人实现或达到他的目标了吗? 当事人满意吗? 如何解释当事人取得的进步? 还有别的处理方法吗? 作为咨询师,我有没有犯特别的错误? 我咨询的亮点是什么? 我的什么观点让当事人信服,令他们得启发? 我从当事人那里学到了什么?

咨询的目标和评估都应该相对具体,并且尽可能地具有操作性。如果当事人主要是由于抑郁来寻求咨询,那么,抑郁程度的减少就应该是咨询的目标,根据改变的程度来判断当事人是否进步。模糊、整体和过于泛化的目标没有价值,实际上（基本上）是具有欺骗性的（Sol L. Garfield，2005）。咨询师的自我欺骗会使咨询收获很少。如果当事人获得的改变少，咨询师就需要认真分析查看当时的情况，调整战略战术，尽最大的努力帮助当事人。知耻而后勇——直面咨询的挫折，积攒咨询的经验，是每一个咨询师成长的必修课。英国学者Charles Handy（1994）说："我发现自己从做错的事情中学到的东西，比从做对了的事情中要多。有时，把事情做对了，人反而会失去判断力。原本是因为好运，你却归功于你的智慧，然后再次如法炮制，却发现运气不再。"

　　评估中，我们会发现自己的一些个案非常成功、非常酣畅。对于这些个案，我们切不可在成功的喜悦里滞留。我们要认真地思考它们，总结、萃取其中的成功之处。总结与萃取可以从两个方向进行。其一，自己的咨询策略。我们问自己主要使用了何种咨询策略？从咨询六维结构图看，它们分布在哪些维度？分布在这些维度的哪几个点上？如果综合运用了多个维度，多个要点，自己是如何整合的？其二，自己的会谈技术。我们可以问自己成功之处在哪里？是在倾听部分吗？是我们准确地感知到当事人的语气变化吗？是在调查部分吗？是我们问了一个重要的生活细节吗？是我们对当事人进行了准确的情感反映吗？是我们用了一个精妙的比喻来诠释当事人的处境吗？是我们展现了巨大的灵活性，进行了咨询方向的多次调整吗？多多问自己这些问题，有助于我们将自己的成功经验逻辑化、体系化，使我们的咨询更加个性化。长期坚持，在某个时候，我们的咨询水准可能会产生质的飞跃。

评估中,我们亦会发现自己的一些个案做的不理想,甚至很失败。此时,我们亦可对此进行反思这种反思可以从三个角度进行。其一,问自己的咨询策略。从咨询六维结构图看,有哪些可能有效的策略可以尝试?询问当事人自己的成功经验了吗?自己需要补充学习哪些知识?其二,问自己的会谈技术。自己察觉对方的表述特点了吗?自己对当事人的心理总结概括得到位吗?自己的探索部分是否进行得太快?自己启示部分是否耗时太长?其三,问自己的咨询原则。自己是否真的想帮助当事人?自己是否太不耐烦了?自己是否没有遵循执后原则,是否在咨询中太霸道了?自己是否忽视了互动世界?通过这些提问,我们将可以理性总结自己的失败教训,明确下一步努力的方向。如果咨询还可以继续,如果当事人下次还来求助,我们即可调整、改变,从而保有成功的可能。

咨询无论是成功,还是失败,我们都可发现自己的错误。此时,我们无须痛斥自己。我们需要适度地保留它们,因为那提醒我们:我们是人,我们要谦卑,我们要学习,我们要努力。重要的是,吃一堑长一智——我们需要总结经验教训,力争下次少犯乃至不犯同样的错误。若有机会再次见到当事人,我们可向当事人坦诚我们的错误,表达我们的歉意。我们可让当事人看到,我们对改正这些错误持一种开放的态度。这样,当事人会明白,我们更在意的是当事人,而不是全神贯注于专业上的完美主义(Sol L. Garfield, 2005)。当然,我们需要注意不是所有的当事人都接受对不完美的显露。这意味着，遇到有的当事人，我们可以默默地总结咨询的经验教训，悄然改变。

4.3 提高

提高就是学习新的东西。冬季是进补的季节，咨询也一样。咨询是一门缺憾艺术。有缺憾，就该设法去弥补它，让它不再发生。参加专业培训、学术会议和阅读专业论文著作是提升自我的最常见方式，它们可以让咨询师掌握行业的最新动态和发展趋势。这里需要注意的是，我们需要维持一个相对宽阔的视野，而不是将学习局限于一种自己钟爱的流派或领域里。否则，我们可能变成井底之蛙，不知世界之大，自以为掌握人世间全部真理。由此，一叶障目，不见泰山，人为地制造了专业的瓶颈。

有时，功夫在诗外。在中国古代，王羲之观白鹅戏水得运笔之法，张旭看公孙大娘舞剑得书法的真谛。咨询也一样，咨询师只要用心观察生活、玩味生活，也可领悟咨询的真谛。

十多年前，笔者觉得自己在咨询中机械呆板，很辛苦，很希望自己的咨询能灵动活泼一些，但不得其门。后来，笔者在一次收看中国湖南卫视举办的娱乐选秀节目《超级女声》中，产生顿悟——从此之后个人觉得自己咨询变得自由洒脱起来。当时，自己不知道何以如此，现在想来可能过去的自己过于痴迷对当事人问题的分析诠释，关注逻辑锁链，而忽略了当事人在咨询当下的反应，也忽略了对当事人的情感反映。《超级女声》恰恰关注的是选手当下的反应,专家的点评针对的也是选手当下的表现。另外,选手们的歌唱和话语着力表现的也是情感,而不是对问题的认识。《超级女声》冲击了笔者,让笔者震颤,让笔者改变。

最后,纸上得来终觉浅,绝知此事须躬行。我们在培训中,在会议中,在阅读中,在生活中,常觉自己有很多收获,有很多提高。但是,真相可能并非如此。有时候,有些专著写的很精彩,对某类问题(如抑郁症)分析得很精辟,并开列了详细的技术方案,可当我们去运用它们的时候,当事人无情地拒绝了。当事人说那是老外的思维,自己实在不能那么想、那么做。有时候,我们觉得书上推荐的谈话方法很好,很有道理,可是当我们试图运用时,却发现很别扭,自己的思维无论如何适应不了书上的理论。简言之,那些理论可能很好,但却不适合我们。所有这些,我们在实践之前根本无从知晓。因此,我们需要将我们以为得到的"收获"运用到实践中去,去尝试,去检验,去扬弃。在实践中,我们提升自己。未经实践检验的"收获"只是海市蜃楼,只是美丽的传说。沉迷于此,可以自娱,可以诲人,但不可自我提升。

总之,在咨询之冬,咨询师聚焦于咨询师的自我,整理自我,提升自我。分离要求我们在咨询结束的时候,毅然决然地离去,学会放下,回归生活。如果咨询成功了,那么,胜不骄;如果失败了,那么败不馁。评估和提高,要求我们志存高远,及时总结咨询中的经验和教训,学习新知,提高个人的咨询水准,让自己的下一次表现更好。

5 小结

《阴符经》说:"观天之道,执天之行,尽矣。"《周易》认为,君子遵循天道,可"与天地合其德,与日月合其明,与四时合其序,与鬼神合其吉凶。先天而天弗违,后天而奉天时"。世界依照春夏秋冬的顺序流转,咨询师自可按照春夏秋冬的顺序来安排咨询。心理咨询依照天人合一的思想可划分为春夏秋冬四个单元,每个季节都有各自的工作要点。在这个结构里,每一个单元、每一季节都自成一体、相对完整。但各个单元之间又密切联系、相互交融,很好地反映了咨询实际。

心理咨询可划分为春夏秋冬四个阶段,从阐述上看,它们似乎是直线推进的,但实际咨询远非如此简单、顺畅——这四个阶段绝非截然分开,也非依序进行,而是交叉融合在一起。心理咨询跌宕起伏、充满波折。在其中,当事人常卡壳,常反复,常突变。相应的,咨询师的会谈策略也须不断跳跃、折返、逗留。例如,有时咨询师须在咨询之春后,跳过咨询之夏,直接给当事人提出建议,而有时咨询师在建议受阻时又须退回到咨询之夏,去调查他们的生活,探索他们的思维情感。前面的女运动员的个案已经充分反映了这一点。

心理咨询是咨询双方的一种全身心的对话,而不仅仅是语言的交流。咨询师需要用心去倾听,去体会,去关注,关注当事人的话语、手势、眼神、身体。在其中,咨询师也要调动自己的全部资源,用他的话语、他的手势、他的眼神、他的身体去展示自己的思想和灵魂。其实,生活也是这样。巴赫金(1984)说:"真实的人类生活是一个开放式对话的生活。生活是发自纯然的对话,意味着积极参与对话:去疑问,去留心,去回应,去应允,等等。在对话中,一个人全身心地参与其中:用他的眼睛,用他的嘴唇,他的手,他的灵魂,他的身体和他的壮举。他把自己的全部投入到表述(discourse)之中,这些表述构筑成了人类对话的结构,最终成为世界共有的哲学对话(symposium)。"心理咨询在这里与生活会通。

　　心理咨询充满了随机性和不确定性。我们不知道当事人能否开悟,能否改变。我们也不知道,如果他们开悟,他们改变,那会发生在什么时候。所有这些给我们带来挑战,但也带来机会。Nassim Nicholas Taleb(2012)说:"风会熄灭蜡烛,却能使火越烧越旺。对随机性,不确定性和混沌也是一样:你要利用它们,而不是躲避它们。你要成为火,渴望得到风的吹拂。"心理咨询亦如是。咨询师就是要迎着随机性和不确定性,驾驭它们。在其中,发挥才华,展现智慧,将当事人带出泥沼。

　　心理咨询是常新的,每一次咨询都是一次全新的轮回。前面提到,对于咨询师来说,一个个案可能只是一次的会谈,可能是多次的会谈。对于一次咨询的个案,就是一次的春夏秋冬。对于多次的会谈,就是多次的春夏秋冬。因为每次会谈,当事人的生活都有变化,这种变化可能是他们结交了新的朋友,他们和某个人的关系结束了,他们见到了许久未见的父母,他们开始了新的工作他们要考试了,他们尝试了咨询师的

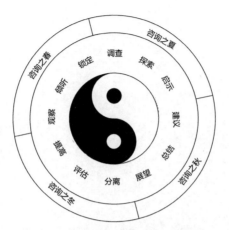

图 4.4　心理咨询过程的四季模型

建议，他们对咨询师有了新的态度……这意味着每次咨询，对于咨询师都是全新的开始，都是一次新的轮回。如果咨询师的思维和情感还停留在上一次的会谈之中，那么他们将犯下刻舟求剑的错误。

天人合一。我们将上述咨询谈话模式称为心理咨询谈话的四季模型。

第五章 心理咨询的意象:涧水

心理咨询里的智慧是无穷的。

在前面的章节里,我们努力详尽地阐释我们对于心理咨询的理解。但是,言有尽而意无穷——我们的阐释还是不尽充分。例如,在心理咨询技术的行动维度中,我们将行为界定为对现实的回应,并据此帮助当事人对他们的行为进行分类、评估和修正,借此来帮助当事人。在这里,我们没有对现实本身进行分类和讨论。可是,很多时候,当事人的困扰就是因为他们对现实认识不清,咨询的重要内容就是和他们讨论他们遭受的现实境遇及其蕴含的机遇。在讨论完这些之后,我们才可充分理解他们的行为。心理咨询常逃不过对现实的分析。对现实的分析考验着咨询师和当事人双方的智慧。

《周易·系辞》云:"书不尽言,言不尽意","圣人立象以尽意"。大意为——孔子说:"文字不能完全书写言语,言语不能完全表现心意。"怎么办? 圣人创立意象以穷尽所要表达的心意。

这意味着,心理咨询虽复杂,但可用意象来表达。

另一方面看,心理咨询虽然复杂,但在人类的各种活动中亦只是一种技能耳。在人类发展的长河里,我们发展了许许多多的技能,如游说、武术、烹饪、医药、文学、艺术等。

在中国传统哲学中,所有的技术人员若想追求技艺的提升均需向"道"看齐。关于此,中国伟大哲学家庄子借庖丁之口说:"臣之所好者,道也,进乎技矣。"

而大道是相通的。

大道似水。

老子说:上善若水,意为水是天地之间最具善德的事物。水柔弱而不争,养育万物,无所不容,无所不用而泽被万物;水行天道,顺自然,处卑下地位而不亢,始终如一而勇往直前。

心理咨询不也要这样吗？当事人来咨询的时候,是他们内心困扰之时。因此,与咨询师相比,他们常处于一种心理劣势,感觉自己不好,甚至哪儿都不好。而咨询师常常处于一种健康状态,他们作为一个权威,一个拯救者的形象来出现,来被期待。因此,咨询师常自觉不自觉地处于一种心理优势地位,更何况傲慢是每一个人内心固有的执著。

但是,要想咨询取得成功,咨询师必须如水。他们要"以柔克刚,以退为进",要自觉放低姿态,用自己的真诚、包容和执后,去陪伴,去倾听,去鼓励,去安慰。他们注定会遇到很多的阻碍,但作为咨询师决不可轻言放弃。他们需要坚持不懈地与当事人肩并肩,一起去发现问题的解决之道。特鲁多医生说:"To Cure Sometimes, To Relieve Often, To Comfort

Always"。意为："有时去治愈；常常去缓解；总是去安慰。"不必讳言，咨询师，无论多么优秀，但是总有一些时候，他们无法完全帮助到当事人。这个时候，他们一定要做到用自己的态度，给他（或她）安慰，给他（或她）祝福。

心理咨询有时似战争。

咨询双方一起抗衡当事人内心的执著。

关于战争，中国古人亦主张向水学习。孙子云："夫兵形象水，水之行，避高而趋下；兵之行，避实而击虚。水因地而制流，兵因敌而制胜。故兵无常势，水无常形，能因敌变化而取胜者，谓之神。"

咨询亦如是。

心理咨询需要避实击虚。

避实击虚首先要求咨询师在咨询中有所选择。

在咨询的过程中，每个当事人都有很多的不足，但是有些不足非常顽固，难以改变；有些不足则不然，它们非常薄弱，可以被轻松突破。面对此景，孙子提出："途有所不由，军有所不击。城有所不攻，地有所不争。"咨询师需要发现容易突破的地点，有针对性地开展工作。对于那些坚固的不足，即使它们非常明显，非常具有诱惑力，咨询师也要坚决放弃。

《周易·系辞》云："天下何思何虑？天下同归而殊途，一致而百虑，天下何思何虑？"成功的路有很多，咨询师不必拘泥于一个确定的方向。否则，咨询师将堕入执著。

避实击虚还需要一份坚韧。

在涧水穿行山谷的时候，注定会遭遇很多山石的阻碍。

面对众山石的阻碍,它们总是直接冲击。它们不知道山石的阻力多大,它们用自己的生命去触摸,去感知,去战斗。有时候,它们很幸运,它们轻松将山石推下山谷;有时候,它们难一点,它们从众山石的缝隙中穿越;有时候,它们更难一点,它们原地踏步,当后面的援军涧水到来的时候,它们超过了山石的高度,发现缝隙,漫过山石;有时,它们也原地踏步,当后面的援军涧水的到来时,它们一起将山石推下山谷……它们就这样一路前行。

心理咨询亦如是。

心理咨询中每一个个案,都是鲜活的,独特的。咨询师在和当事人交流的时候,有时发现一个突破点,轻松突破;有时发现的只是一个疑似突破点,无法突破,于是继续交流,继续等待,后面又发现了新的突破点,一举成功;有时,咨询师无法突破,并继续多次的咨询交流,后面杀个回马枪,轻松突破原来无法突破的地方;有时,咨询师无法突破,但是随着多次咨询后的交流深入,所有的阻碍都不重要了,当事人自己释然了。心理咨询,恰似涧水在山谷里蜿蜒曲折,时缓时急,突破重重阻碍,决然前行,奔向大海。

最后,避实击虚还要求咨询师不断根据当事人生活的改变而改变。

咨询经常需要多次才能完成。在多次咨询的间隔,当事人的生活常有意想不到的情况出现。当事人生活的改变,要求咨询师像水一样,去变化,去适应,去调整。例如,一些因人际关系问题来咨询的同学突然被调整到一个和原来寝室氛围完全不同的宿舍，这个时候咨询师就需要重新分析寝室里各个同学的情况，帮助同学做一些新的尝试。有的游戏成瘾同学，在咨询间隔期，和同学交流，突然觉得自己离现实世界太远，决心投入现实世界，学习在现实世界的生活技巧。这个时候，咨询师即可把原来的咨询计划放在一边，鼓励同学，帮助同学直面现实世界的挑战，帮助他们在现实世界取得成功和幸福。有的因为情感咨询的同学，生活中突然跳出另外一个小伙子，这也要求咨询师响应这种改变，和当事人讨论在和新小伙子交往中的启发，从而改进与男友的交往，提升自己的生活质量。

心理咨询充满变化，对于任何一个问题均无万灵之法，咨询师需要根据当事人的情况进行调整、创新。唯此，才可取得成功。

咨询师要向水学习的德行难以言尽。

据《孔子集语》之《说苑·杂言》记载，孔子与其弟子子贡之间有过关于水的对话，原文如下。子贡问曰："君子见大水必观焉，何也？"孔子曰："夫水者，启子比德焉。遍予而无私，似德；所及者生，似仁；其流卑下，句倨皆循其理，似义；浅者流行，深者不测，似智；其赴百仞之谷不疑，似勇；绵弱而微达，似察；受恶不让，似包；蒙不清以入，鲜洁以出，似善化；至量必平，似正；盈不求概，似度；其万折必东，似意。是以君子见大水必观焉尔也。"

孔子的话，对于心理咨询不无启发，现结合心理咨询对其进行简单的解读：

　　咨询师在做咨询的时候,当如水一样给予而无私,不去彰显自己,不去利用当事人,这不是很有德行吗? 咨询的工作当春风化雨,在咨询师的努力下,当事人走出心理困扰,绽放人生精彩,这不是很仁爱吗? 心理咨询的努力当循着一定的原理和方法,这不是很正义吗? 心理咨询,或简单的倾听鼓励,或深入分析,贡献奇思妙想,这不是很智慧吗? 咨询师当放下自我,深入当事人的心灵,接受当事人或积极或消极的影响,将自己置于危险之中但毫无畏惧,这不是很勇敢吗? 咨询师当全神贯注,咨询中的任何细微之处也不放过,这不是很明察吗? 咨询师遇到疑难个案,当穷思竭虑,毫不避让,这不是很大度吗? 咨询师当帮助当事人走出心理困扰,感觉自在光明,这不是很善化育吗? 咨询师在咨询的时候当展现人性美好的一面,做当事人困扰中的效法榜样,这不是很公正吗? 咨询师咨询的时候当接受个人的不足,接受咨询的遗憾,这不是很有节度吗? 咨询师当无论经过多少曲折,始终努力帮助当事人,这不是很意志坚毅吗? 正因为水有这些特性,所以咨询师看见水就一定要细细观察、思考、品味、学习。

　　佛学经典《碧岩录》记载这样一则故事。僧问大龙:"色身败坏,如何是坚固法身?"龙云:"山花开似锦,涧水湛如蓝。"其中大龙禅师话的大意为:"山上开的花啊,美得像锦缎似的,转眼即会凋谢,但仍不停地奔放绽开。溪流深处的水啊,影衬着蓝天的景色,溪面却静止不变。"

　　心理咨询亦如是。

　　心理咨询中,每一个当事人都是美丽的,咨询谈话的每一瞬间都是美丽的，但是它们不可能长留，转眼它们就消逝了。但是，这一切又是那样的值得，因为咨询师的使命就是去见证、去创造一个个美丽的故事。它们充实着咨询师的心灵，撑起咨询师的美丽生涯。

综上，涧水，作为水的一种类型，可以给心理咨询无尽的启发。心理咨询虽然充满变化，充满奥妙，难以言尽，但是涧水这个意象，可以充分地表达它。

第六章　一名双相情感障碍女生的咨询自述

本章我们将介绍一位双相情感障碍女生的咨询自述。

该女生大学二年级，在国内某名牌大学理工科专业就读。她曾去一家全国知名的精神卫生中心求助，被诊断为抑郁躁狂双相情感障碍，建议药物治疗，但被其拒绝。也缘此，她的学业遇到很大的困难，被迫休学。此外，她的父亲，因为经济犯罪潜逃，多年没有音讯。她所在学院的领导非常同情她的遭遇，同时信任笔者，所以竭力要求她来笔者处咨询。经过8次咨询，她的情况得到极大的改善。惊诧于她的神奇改变，笔者邀请女生回顾她的咨询历程，试图透过当事人的视角来审视心理咨询。

女生答应了笔者的邀请，对8次咨询会谈逐一进行回顾。出于保护隐私的需要，我们对极个别细节做了处理，其他均一并如旧。为了让读者获得该个案的完整画面，更好地理解当时咨询的过程，笔者对她的8次咨询的自述进行逐一评点。

2011 年 12 月 12 日

杨老师是我见的第四个咨询师。前两个咨询师都是年轻的实习生。换掉第一个是因为她看起来比我还紧张。第二个咨询师说我对咨询的要求可能高出她的能力,建议我换资深一点的。在换到第三个后,学院老师强烈要求我来见杨老师,因为他曾经治疗好院里一个抑郁的女生。

了解到我正处在抑郁期,杨老师问我是否了解正念。我以前曾做过冥想,将注意力集中在鼻尖,但鼻子会痛,人也不太舒服。他于是建议改成将注意力集中在腹部,并带着我做了一次。说实话我并没有明显的感觉,他说的窗外的鸟叫声也没有听到,但我不想让他失望,也不想让咨询在这停留太久,就用我惯常的微笑和点头回应。

休学的缘故,我有许多对未来的焦虑,担心自己过不了想要的生活。他教我的在负面想法后面接一句话"这只是一个想法"。默念了一遍后,我心里忽然轻松了许多,不再被那些念头压得喘不过气了。这是我第一次意识到,想法与现实有很大的区别。

这天下午,我仍旧如约去了第三个咨询师 H 老师那里。这也许违反了什么咨询规则,但与杨老师的第一次会面印象不太好——有种在领导办公室汇报工作的感觉,我太紧张,太急于讨好。而且,在两天以前男朋友(我习惯喊他哥)刚提了分手,虽然被及时挽回,但我急需和咨询师聊聊这件事。

晚上,我在微信上预约下周的心理咨询,却选中了杨老师。或许是因为对下午的咨询有点失望,她说用"爱的五种语言"对待哥,可我隐约有些反感;或许是因为杨老师聊天般的咨询风格,让我意识到自己不喜欢 H 老师那种温柔甜软的语气;或许是我受够了妈妈,而有些想念久不联系的爸爸。接下来的两个月证明我的选择是对的。

咨询师的评点:

接到女生学院辅导员的电话,知道她的情绪状况和生活状况,知道她正在我们中心一名非常优秀的咨询师处咨询,我建议学院让其继续在该咨询师处咨询。但是,后面该学院的领导打来电话,介绍了女生的家庭情况,强烈要求我亲自接待该女生。为了维护与学院信任关系,我答应下来。

初见女生,感觉她非常漂亮、拘谨。她话语很少,所以我被迫说很多话,我不想让谈话冷场。谈话中,她提到自己喜欢运动。于是,我想到身体策略,推荐了正念。她还告诉我,她喜欢看心理咨询的书,并期望老师推荐一些。考虑到她的家庭情况,感觉她的情绪与她的早期经历有些关系,我推荐了一名美国咨询师写的心理自助书籍——《爱是一种选择》,和澳大利亚一名全科医生写的接受—承诺疗法自助书籍——《幸福是陷阱》。

在读到她的咨询自述前,我完全不知道她又去同事处咨询了。

2011 年 12 月 19 日

我迫不及待的提起了困扰最久的问题:无法独处。不过那时刚刚休学，又离开了吵闹的室友，我在校外租了一个可爱的小房子，将它精心布置了一番。这些事情都让我十分开心，对抑郁时痛苦的独处已记不太清，只是本着未雨绸缪的态度问了出来。

杨老师说，不敢独处，可能是因为缺爱。我不太认同。虽然父母感情有裂缝，但妈妈对我倾注了全部的爱；虽然爸爸阴晴不定，但他开心的时候对我特别好。我说了出来，本以为杨老师会告诉我这就是缺爱，但他立刻改口说："那，就是不想长大。小孩子害怕一个人，需要人陪着。"看到我理解不了，杨老师解释说，妈妈把我保护的太严实，不让我接触外界，而且她将生活的重心几乎全部压在我身上，我很容易顺从她的意志。

不清楚杨老师从何得知妈妈的情况，但很明显他是对的，因为我对这几句话产生了强烈的共鸣。以前的许多场景浮现出来：妈妈总说世界上坏人太多，要处处提防别人；在街上她非让我用口罩和阳伞遮住脸，以防"太引人注意"；租房子她要替我办手续，因为公司"人多眼杂"……

以前听说，如果当事人不按照咨询师的要求去做，那么咨询师也无能为力。因此我以为咨询师的观点是权威。但杨老师的反应让我觉得很安全。我受到了鼓舞，接着告诉他，我对他推荐的《爱是一种选择》共鸣不强。再一次宽心的是，他说那就不用看了，而非想象中的要求我更用心看。

直到下次走进咨询室时，我仍不理解不愿长大与抑郁有什么联系。但看到自己的症结总归是让人开心的进步。只要对自己说"是妈妈在害怕，不是我"，与人交谈好像就没那么可怕了。这周天气晴朗，我像他说的那样"享受轻躁"，几乎以为自己要好起来了。

咨询师的评点：

我爱给我的当事人推荐一些心理学书。有时，我会在心理咨询室里，直接翻阅一些心理学书，让当事人现场看，然后和他们讨论书中的观点。对于我推荐的书，有的当事人喜欢，有的当事人不喜欢。这是他们的自由。对于此，我早已习惯。

我也爱给当事人做些心理分析和解释，但是我仅仅把它们作为改变的杠杆。我不认为它们是绝对真理。因此，当当事人不同意我的观点时，我会毫不犹豫地放弃它，另寻他途。在这个个案里，她不同意我的"不敢独处，可能是因为缺爱"的观点，我就跑到"她不想长大"那里去了。因为感觉她对这个观点有些兴趣，但似懂非懂，于是我加大了力度，大胆臆测她妈妈的教育方式。很幸运，我说中了。

2011 年 12 月 30 日

这周本不打算来做咨询，但四天前，哥因为我"占错了座位，道歉又不诚恳"提分手。才在一起三个多月，这是第四次他因为无足轻重的事（至少在我看来如此）提分手。那天晚上每隔几小时我就要醒来看微信，期待他说一句原谅。三个月的相处本不会让分手如此心痛，可半年前我刚被相处三年的男朋友甩了，对分手心有余悸。第二天我还是艰难的挽回了他,就像前三次一样。杨老师说哥有他不成熟的地方——不能处理亲密关系中的冲突。很开心他这么说,我可以停止责怪自己。

杨老师第一次提起了权利与责任。爸爸总因为我做的选择(尤其是餐厅)不合心意而大发脾气,我只好全部听他的,至少他不会因为自己做得不好而生气。我以为所有的男性都如此易怒,所以和哥在一起也从不选择。杨老师说我将权利让出去了太多,应该试着拿回来一些。他建议从主张小的权利开始,主动点一道菜,主动选一家餐厅,主动要求哥亲亲自己。听起来不难,我愿意试试。

"无法改变别人,只能改变自己",我一直理解不了。拿回一点点权利,哥就不提分手? 表示怀疑。

咨询师的评点:

她的男友有明显的不足——他曾经谈过多位女友,但是每次均维持一个月左右,然后他即离开。他长于建立亲密关系,但不知也不愿维护一段亲密关系。尽管如此,我还是为她拥有男朋友开心,因为她需要陪伴和温暖。但是,我认为她在这个关系里牺牲了太多的个人权利。这会令其压抑。当压抑到一定程度的时候,她会抑郁。我对权利这个词很敏感,因为它是我的自我认知三要素中身份这个要素的重要组成部分。在本个案里,我轻松提取了权利这个词。但是,我知道女生的行为已经模式化了,要改变,她需要一点点来。单单的心理分析是不够的,她需要行为的调整来改变。

2012 年 1 月 5 日

这天上午我在试着申请一个去一所欧洲大学的海外交流项目,却被学院老师劝阻了。我既害怕与领导打交道又害怕被拒绝,所以对他的阻止惊慌失措,赶忙来和杨老师讨论。杨老师说他可能是担心我的状态不能应付海外交流。原来理由这么简单,之前在心里假设的种种阴谋显得有些可笑。我既嘲笑自己为这种小事担惊受怕了一上午,又鄙视自己如此胆怯。我问杨老师究竟该不该听从别人的建议,杨老师说在安全范围内坚持自己的选择是可以的。以前我放弃经常选择的权利,因为无法承担不听从建议带来的责任。看来权利与责任是一个很重要的问题。

咨询师的评点:

她是临时要求来咨询,我不知道发生了什么就答应了下来。当当事人期望我关于他们个人事务的态度时,我常简单直接地说出我的个人观点。我不会循循善诱,这是我的性格使然。在这个个案里,我咨询结束了也不知道她"心里假设的种种阴谋"。她在咨询时一直很内敛,她没有说这些,我也没去问。不过,很幸运,我的观点击破了她的内心假设。

在和女生讨论了海外交流之后,我们一起讨论了她过去的重大人生选择,如中考志愿和高考志愿等。在过去的选择中,她一次次地牺牲了个人的兴趣,服从了父母的意志。这样，谈话又过渡到了权利和责任上来。

她还提到她和母亲相处的不愉快。母亲总想照顾自己，为此辞去了老家的工作来到上海，并非常想住的离大学更近一些。她非常反感。每次和母亲见面，她都想尽快离开。

2012 年 1 月 12 日

我又抑郁了。其实咨询室是为数不多的开心的地方，但为了增加抑郁的可信度，我尽力带着一副悲伤的表情。我与抑郁已经战斗了至少三年（虽然今年才意识到），它是可以预测的：当冬季到来，当改变带来的新鲜劲过去，当哥不得不拒绝时刻粘着他的我。我满怀希望的说出这些，期待杨老师能给出一个让我恍然大悟的理由，可他只是说，心理层面问题已经很清楚了，剩下要解决的只是生理反应。不知道那会儿我的眼神是不是黯淡了几分，因为这些话是如此的让人丧气——原以为心理和生理问题是同步解决的，但这句话相当于告诉我还要付出更多的努力。

杨老师问起冥想，我撒谎说那没有用。其实我根本没做，因为不喜欢斩断情绪的感觉。他带着我试了另一种冥想：逐一感受自己的脚趾、小腿、膝盖……我告诉他，不停咀嚼自己的难过其实更好接受。我把自己裹在被子里，试着拆分出情绪中的每一种成分。在拆出来一两种后，尽管我不知道对错，还是能平静下来。杨老师没有否定这种方法，他说每个人的抑郁都不一样，只要适合自己就是好的。我感到被包容了，即使没有做到他的要求，也不必因此羞于见他。

临走前，杨老师说抑郁可能是活力被压抑的结果。我不太懂他的意思，但活力这个词让我莫名的开心。

咨询师的评点：

我认为对于她的心理分析已经结束。因为分析只是一种诠释罢了，而诠释是无穷无尽的。太多的诠释是对生活的逃避。我们应该回到生活上来，用行动改变生活，用生活改变人心。所以，我拒绝和女生继续进行深入的心理分析。

我之前向女生推荐了正念中的呼吸禅修技术，她说没有，我就理解为没用，反正那只是一种工具。但是，我想试试正念中的身体扫描技术。她否决了，这对我是一种反馈。当她提到她的个性化方法时，我很开心，因为她告诉我那方法可以帮助到她。

临走时，我提到"活力"一词，这是因为我看了 TED 演讲中一名抑郁症患者的演讲，演讲者用了这个词。我对那个演讲印象深刻，于是就和女生分享演讲者的观点。直到咨询结束的时候，我也不知道她喜欢我的分享，喜欢"活力"这个词。

2012 年 1 月 16 日

后来杨老师说，咨询有几次小波折，这可能是其中一次。两天前 14 号的晚上我给他发了一封歇斯底里的邮件，痛苦的描述哥这四天来是怎样对我实施"冷暴力"。向杨老师发邮件求助，这在两个月前绝不可能发生,但我确实这么做了。一是因为四天没和哥见面让我的情绪掉到了谷底,除了杨老师根本没有可以倾诉的人;二是他上次鼓励说不要怕犯错,这无疑给了我打扰他的勇气;三是我曾预防性的向他确认过,在他的寒假期间可以发邮件。能在邮件里说出这件事已经舒服了很多,而让我出乎意料又受宠若惊的是,他很大方的安排了16号的一次咨询。

波折之处在于,15号的晚上我又发邮件取消了咨询,因为和哥度过了愉快的一天,让我觉得没有必要再咨询。我意识到,情绪不会一直陷在最低点。睡觉也好大哭也好,只要能设法熬过最抑郁的几天,接下来情况一定会好转。不过我为爽约羞愧了很久,这似乎是滥用了杨老师的包容。

咨询师的评点:

我过去常拒绝和当事人通邮件,但是看了叙事疗法咨询师怀特的书以后,我改变了看法。我现在很乐意和当事人进行邮件交流。所以,收到她的邮件,我检查了自己的日程安排,发现自己有时间,就回她说"可以见她"。我对于她的心理历程一无所知。

后来,她回邮件说她生活状况改善,要取消预约,我很为她高兴,觉得生活很有趣。

2012 年 2 月 15 日

再见杨老师已是一个月之后。春节期间和一个男生(称他为 L)相处了几天,L 对我言听计从,正如我对哥一样。经历了从被动到主动的地位转换,我彻底明白了"权力与责任"的含义。我激动得告诉杨老师,我自作主张的在哥身上做了些试验:试着在谈话中打断他,而不总是绞尽脑汁去接他的话;开始专注于自己的感受,鼓励自己说出"我不太想去跑步,不如去游泳?";也偶尔不回他的微信消息。这些事做起来并不轻松,需要不停的安抚心里的恐慌。但哥确实开始越来越多的问我的想法,我成功的"把权利一点点拿回来"了。几天前发生过一次争吵,但正如杨老师说的,他不再提分手了。

在听我叙述的过程中,杨老师不停地点头微笑,说"这很好"。也许他也正想着:我在好转了。

咨询师的评点:

当事人和 L 男生的交往,在交往中观察思考自己的行为模式,让我感叹生活的趣味——你永远不知道当事人会做些什么。她对自己的行为可能对 L 男生的伤害感到愧疚,我对其进行了安抚。我告诉她,那是 L 男生愿意的,L 男生对能和她交往已经很知足。我的话打消了她的愧疚。

她完全吸收了我关于权利的观点,大胆前行,不断突破。

她还报告她和母亲的关系大大改善,我很惊诧,但我们没有去追问,我只表达了我的欣喜。

基于自己的进步,她还提到她要搬回宿舍。她说她过去一直喜欢和男生交往,很不擅长和女生相处。因为和室友相处不好,所以她搬出宿舍,在外面一个人租房子住。对于她要搬回宿舍的决定,我给予了鼓励。我觉得那是一道必须迈过的槛,因为在这个世界我们需要和同性相处。

我没想到她会进步这么快。

2012 年 2 月 24 日

我骄傲地告诉杨老师,上次咨询后我做了更大胆的尝试:表情严肃的告诉室友她的闹钟声音太大。面对她时我紧张得双手发抖,但说完后明显心里一轻,和她同处一室时常有的压抑感瞬间消失了。我敢肯定自己在好转,因为开始关注内心,问自己想要什么,不再看人脸色做事,不再为一条未被答复的微信胡思乱想。除去讨论写这篇自述的时间,这次咨询只进行了一小会儿——解决不了的问题几乎没有了。

杨老师说我已经痊愈了 99%,即使冬天也不会抑郁了。这正是我一直期待的,不过它来的出乎意料的快。过去的抑郁期还在眼前,那种绝望感依然让人心悸。虽然仍怀疑冬季抑郁会如约而至,但这次也许我能和它共处。

咨询师的评点:

她在宿舍不再忍气吞声,她成功地捍卫了自己的权利。

她和男友的关系得到了改善,她和母亲的关系得到了改善。

对于她的咨询在冬天开启,她的情绪在冬天改善。所以我认为下一个冬天来临的时候,她情绪会低落,但可能不会抑郁。

人际关系治疗告诉我们,人际关系的改善可以帮助很多抑郁症痊愈。现在,她的人际关系改善,人际相处的技能也提高了。此外,她的内心发生了改变,她的行为模式发生了改变。她的情绪很平稳。所以,我认为她的抑郁症得到了控制。但是,这个世界充满神秘,我不能完全确定。因此,我说她的抑郁症已经"已经痊愈了99％"。

我相信她的痊愈。我想告诉她这个消息。

2012 年 3 月 23 日,邮件

杨老师:

哥又生气了。事实上,他很可能会在一天或者两天后提分手。做出这样的判断,不只是因为我一贯的悲观态度。吵架中如果哥不停的描述我做的怎么怎么不对,那么他其实不很生气;而如果他像今天这样少言寡语,那么几天后提分手是不可避免了。

我还没来得及看《伯恩斯情绪疗法》(现在后悔没有快点看完),但能猜到这次又说错话了。我告诉哥周日准备去和跑虫社团春游,他有点失望,说本来想周日一起吃饭看书的。我说如果活动不好玩就不去了。他开始生气了,说不应该让他等着我做决定,他宁愿就不和我吃饭了。之后便是哄不化的严肃和不停挣脱的冷漠。我试图从哥的眼神里看到一丝动摇,可是五分钟十分钟的等待只是更多的失望。我只好放开

了他——除此之外还能怎么办呢。在他面前我总是说错话做错事，俨然一个情商低下什么都不懂的小女孩。为什么会这样，我一直自诩恋爱经验丰富。

印象最深刻的大概是哥面无表情甩开我的手的样子。几乎每次吵架他都会做，第一次发生时我十分慌乱，几乎不敢相信；现在有点习惯了，虽然仍被刺痛。我不止一次的"劝说"过自己，这么过分的男生不值得去难过。今晚我很快就放弃了挽留，因为此前在心里设想过许多遍，如果哥再提分手，要毫不犹豫的答应。我开始疲惫了，开始厌倦那些担惊受怕的夜晚。虽然每次都竭尽全力的挽留他，可被伤害的愤怒在悄悄积攒着。也许就是这次了，也许是我先提分手——可能性微乎其微，但有种这想法已经能说明些问题了。

我很伤心，哭的停不下来，但已经没有了抑郁和绝望感。就像长跑一样，尽管累的要趴在地上，但依然重心稳定呼吸平缓。这段关系很美好，但弊端显而易见。我太被动，太卑微，时刻注意着哥的语气神态，生怕惹恼他；随之而来的是我失去了提意见和生气的权利。说哥没做任何适应我的改变肯定是不客观的，但他比我做得少得多。不知道迎合是不是一种习得性无助，但至少它被觉察到了，觉察总是改变的开始。

除了九成心痛，还有一成开心和好奇。开心自己真的走出抑郁了，现在难过却平稳的心境就是最好的证明；好奇这样的自己会怎样面对痛苦。哥陪我度过漫长的冬天，教会我只有自己才能对自己好，抑郁的康复有他很大一份功劳。若哥愿意陪着再走一段，我求之不得；若哥不愿再指导这个自私任性的小女孩,我也能在新的人生阶段照顾好自己。

咨询师的评点:

征得她的同意,我公开了这封邮件。邮件中提到的《伯恩斯情绪疗法》是应她的要求推荐的,她提到想解决和男友的冲突问题。我想到了这本书。在过去的小冲突中,女生遇到指责习惯性地否认、辩解,这样直接导致冲突升级。升级之后,女生投降,投降后觉得屈辱。我想改变这种状况。我记得该书介绍了冲突管理的 EAR 模式,即强调沟通中的 E(Empathy,表达对他人的共情)、A(Assertive,主张自己的权利)和 R(Respect,尊重他人)。感觉她需要这个。

从这封邮件不难看出她变得很勇敢。她的情绪也稳定了。

在这封邮件之后,我又为她做了三次咨询。她报告她的男友主动和她和解了。她在后来的小冲突中尝试 EAR 模式,取得不错的效果。我们亦讨论了冬季抑郁的问题。她对其进行了新的解读:高三的冬天特别冷,她的压力也很大,很压抑、紧张,至今想来依然心有余悸。自此之后,每年冬天,她都很紧张。我猜测也许是高三那年冬天,她的父亲失去音讯,但我们当时没有就此讨论。第三次咨询,她再次讨论她和男友的关系,说起对男友的依赖。我们过渡到她和父亲的关系。她哭了,她说她非常非常思念父亲,她不知道他过得好不好。她自小就非常喜欢自己的父亲,崇拜自己的父亲,尽管父亲和母亲关系不好,对她经常也很粗暴(当然非常爱她）。她的幼儿园读的是寄宿制，她总不开心，总盼着父亲早早把自己接回去。高三那年冬天，她的父亲搬出和别的女性住在了一起。

咨询完了，感觉她在自由。

这三次咨询她没有自述。在她写完前面的自述之后，我没有想到她会继续咨询。但是她来了，自然地我发出续写的邀请，她答应了下来。几周以后，她报告说自己写起来很累。她说，可能因为好了，就不愿再回忆难过。我告诉她："你可以拒绝。"她说："真的吗？"我说："是的，这是你的权利。"她放松了下来。于是，本文就没有她后面三次的自述。

咨询后三个月迎来学校九月开学季，她复学了。新的学期，她适应很好，学习很轻松，和男友相处也很好。两年后，她直升了某名校的博士研究生。

总体评点：

这是一个困难的个案，因为一份幸运相随，咨询取得成功。

很明显，咨询师在咨询中展示了很多的不足，例如咨询师并没有充分理解当事人，不知道她的担心、恐惧和纠结。咨询师很多的建议也没有适合当事人。

但是咨询亦有闪光的地方。

咨询师得到了充分的信任。咨询中，当事人很自由，可以自由发表自己的见解，咨询师也是知无不言、言无不尽。

咨询师所有的分析建议都是基于心理咨询的六维结构做

出，非常灵活。

　　谈话遵循了四季模型。每次谈话都是全新的开始。每次谈话都没有预案，都是当事人挑起议题，咨询师就此回应。

　　整个咨询像流水一样。

附录1　一例电脑游戏成瘾的心理咨询

　　一天，一位辅导员打来电话，说院里一位同学整天沉溺于游戏，有时甚至夜宿网吧，自己和班主任多次找其谈话也没有作用，想请我看看他是否有心理问题。我答应了下来。

　　第二天中午，同学来到心理咨询室，他睡眼蒙眬、脸色苍白，我们开始了交谈。在简单地询问了他的当前学习生活情况之后，我问他打游戏的情况。他坦言自己打游戏很厉害，有时甚至连续两三个昼夜都泡在网吧里，自己也很恨自己，但就是无法控制，甚至更加厉害。但他透露其实早在初中，他就打游戏机，但那时没有瘾，放下很容易，不像现在，像疯了一样。言谈中，同学一直低着头，眼睛盯着地板，话语中显示个人性格执著坚定，思维镇密。笔者据此推测一定有一种情感，挥之不去的情感，驱赶着他上网游戏。上网游戏也许是他内心的某种呐喊。

　　怀着这个假定，我询问了他的身体状况、人际交往及感情方面的情况，希望能从中发现蛛丝马迹。但很遗憾，他的身体状况非常好,睡眠也相当不错,还经常打篮球! 交往,虽然内向了些,但与同学相处还是很和谐的。至于情感,他报告自己没有女朋友,但个人从未感觉到这方面的压力,甚至说自己可能一辈子都不结婚,因为自己看不到结婚的必要。

我找不到特别的线索,失望之余只好冒险发问:"我有一个猜想,你中学时读书非常的好。"同学一怔,回答道:"是的,中学时我读书很好,老师经常表扬我,同学也很羡慕,走在校园里常能看到听到同学指我说我……""校园明星?""是的。""现在呢?""现在成绩不太好。""你很怀念中学的时光?""嗯。""你很想回到过去,并切实地努力过。""是的,我努力过,但有几门功课就是学不好,没有办法。但进步是有的。"

"对,可还是比不上别人。这也是我打游戏的一个原因吧,每当心情不好时,我便上网发泄一番……"

"去网上寻找辉煌的感觉?"

"嗯,网上游戏是分级的,过了一级,计算机便会提示你水平提高了,然后进一级。在网上挑战与进步非常明显……""打完了呢?""很后悔,很恨自己,很想改。""怎么改法?""忍住不去网吧,我曾成功地三天不打游戏,但后来还是控制不住。我发现我的情绪有一个周期,一个月中总有几天心情不太好。心情不好就去打游戏,打游戏的时候心情会好一些。""但后来呢?""心情却不好借酒浇愁愁更愁。"

谈话至此,我大体搞清了他游戏成瘾的机理,那么如何帮助他走出来呢?

笔者问道:"每个人都曾有一个理想,这个理想弥足珍贵。

你能谈一谈你的理想吗?""我的理想?我的理想淹没了。""那就把它刨出来吧。""我曾想成为一名伟大的物理学家,像爱因斯坦那样的。我中学的时候非常喜欢物理,还曾得过奖,高考填志愿很想填物理,但父亲强烈反对,结果填了计算机,但学校计算机的取分很高,我没有录取,转到了现在的院系。对现在的专业我真的很不喜欢,而且好像毕业了要么失业,要么改行……""你不是可以考研,考物理,这样你不就可以重拾旧日的梦想了吗?""……"他,沉默不语。"我有一个观点,搞物理要搞出点成绩,最好能出去走走,你同意吗?""同意。""那么怎么才能出去呢?""不太清楚,可能要考 TOEFL、GRE 吧,别的就不清楚了。""对,出去好多时候需要 TOEFL、GRE 成绩,但还有一项成绩也是必须的,叫 GPA,即你的平均学积分,主要反映你平时的专业课成绩。尽管你要选物理,但你现在的专业课成绩学校还是要看的。"……他又沉默了,但似有所触动。

谈至此,我话锋一转,问道:"你能谈一谈你的兴趣、爱好吗?""我没有什么兴趣爱好。""那平时课余你都做些什么呢?""上网、打篮球什么的。实在谈不上什么喜欢,唉……"

"那么过去呢?""过去?""就是你中学或者小学的时候。"

"中学的时候,我很喜欢大自然,很喜欢昆虫、蝴蝶、鸟儿,我读过法布尔的《昆虫记》,还曾自己制过昆虫的标本,不过最后不知怎么弄丢了,很可惜……""现在呢?""不做了,想不起来了。"

"你可以重新做起来啊,你看我们的校园正好在市郊,空地和绿化都很不错,昆虫一定不少,想欣赏大自然,步行也可到黄浦江边。"

"嗯。"

交谈到这，笔者认为咨询已可结束，在征求了同学的意见之后，我对整个谈话进行了小结："第一点，你很优秀，你的话语执著，我能感到一份独立和自信，你的思维也非常棒，你满有机会成功，尽管现在的境遇不太好；第二点，关于情绪，人的情绪是有周期的，每个人在一段时间里都可能经历一段心理的消沉期，这倒不见得是因为你做错了什么或者是什么做得不好，而是因为这是一个与生理、气候等有关的一个规律。情绪不好的时候，一定要好好照顾自己，不要亏待自己，如果你不照顾自己，那么谁来照顾你呢！实际上你讲到你欣赏大自然，喜欢散步、捉昆虫，你完全可以通过此来调节自己的情绪，使自己的心宁静。你说你常打篮球，打篮球确能起到一个发泄的作用，但对于你，它更像是一种逃避。情绪需要宣泄，但好多时候它更需要消融，就像食物需要消化；第三点，关于激励，我们每一个人都需要激励，你好像更胜一些。但现在因为一些原因，你得不到激励，你选择了游戏，在游戏中，你回到了从前。你也曾抗争，比如猛读书，但还是比不上别人。实际上，你是可以不和人比较的，因为你的志向与人不同，你可以自我激励。只要你进步了，不管在别人看来多么的渺小，多么的微不足道，你都应该奖励自己，比如下馆子、打游戏，你也可打电话、写信给你的好友、家人，他们一定为你高兴，而你就可以从他们的高兴中获得激励；第四点，关于理想，你不应把他埋葬，实际上从你的言谈中，我也发现，它也从没有熄灭！

虽然现在你的境况不尽如人意,但就像我们分析过的,你还有机会,你可以去争取,你也应该去争取;第五点,关于过失。每次打完游戏后,你都很后悔,很愧疚,但'人非圣贤,孰能无过。'可能这次谈话以后,你还去打游戏,甚至又是通宵。但要记住,不要再责备自己了,你已看到每次的责备只是增加你的不快,只是把你推向下一次游戏。打完游戏,散一散步,想一想自己的将来,想一想自己的过去,想一想做些什么,想一想现在要做些什么,立刻做起来。记住,不要去责备自己,我们还年轻,我们必然会犯错误,我们也犯得起错误。"

咨询结束了,共耗时约一个半小时。一周后辅导员报告他依然打游戏,但时间大为减少,两个月后,辅导员报告他学习非常努力,再也不在网吧出没。三个月后,我见到了他,他气色很好,面带微笑,报告自己已从中彻底走了出来,并对我的帮助表示衷心的感谢。他还愉快地接受了电视台记者关于游戏成瘾戒除的采访,在摄像机面前,他镇定而自信,侃侃而谈。我由衷地为他高兴,为他祝福。

(原文发表于2001《大众心理学》)

个案分析:

这是一个典型的游戏成瘾个案,在这个个案里,咨询师综合运用了六维结构。

(1)时间维度的过去方向,探索了游戏成瘾的原因以及过去的兴趣爱好(抓昆虫);

(2)时间维度的将来方向,挖掘了同学的远期憧憬(做伟大的物理学家）；

（3）身体维度的运动方向，建议同学散步；

（4）同情维度的自我同情方向，建议同学停止自我谴责。

非常幸运，虽然仅仅一次会谈，咨询即取得成功。

附录2 一例抑郁症的心理咨询

一天傍晚,一位女生叩开心理咨询中心的大门,她面容憔悴、神情焦虑,没等坐下,便急切地要求咨询。我给她倒了一杯水,让她描述自己的情况。没等开口,她已泪眼婆娑。

最近两个月来,她近况很不好,看书、吃饭都没有一点精神,很着急。自己虽努力尝试改变,但情绪依然很差。一月前,她去了某直辖市精神卫生中心,中心的医师告知她患了抑郁症,给了很多药,但现在3个多星期了,情况依然没有改变。我心头一紧,我不愿她患上抑郁,因为如果是,那对一个咨询师来说将是一个相当的挑战。于是,我询问最近她有没有发生什么特别的事情,她说没有。我紧接着问她的寝室关系怎么样,她回答:很好,她们经常帮她,这次来也是同学建议的结果。我有一丝失望,我不情愿地问到她过去是否出现过类似的情况。她告诉我,大一下的时候,自己也曾无缘由地情绪低落、做事没有精神,但后面不知怎,过了一段时间自然的好了。

她患上了真正的抑郁。

为了确证,我询问她平时的情绪怎么样,她说自己的情绪一直不好,常因很小的事哭泣。

家庭治疗理论告诉我,抑郁与一个人的家庭有很大的关联。本着这个想法,我们开始探讨她的家庭。她告诉我她的父母亲虽是自由恋爱结合,可关系一直不好,两人争执不断。他们常常表示要不是因为她,他们可能早已分开。母亲有时还半真半假地对她说:"你以后不要找男朋友,妈妈和你过一辈子"。听到此,她毛骨悚然。父母亲结婚时母亲是下乡知青,而父亲是当地的。我插上一句,说:"你母亲能力很强",她说:"是的,母亲能力很强,也很活跃,家里很多事都是她张罗。可父亲不善言辞,朋友很少,下了班一般就在家呆着。"谈至此,她父母不和的原因已可以解释。两个小时很快过去,我和她相约下一次见面。临走,我借给她一本心理自助书——《爱是一种选择》,嘱托她回去好好看一看。书是从爱的角度,深入精细地分析父母关系不和对下一代心理的影响。我想兴许这本书可以帮助她看清自己的问题。

第二周,她如约而至。我问她书看完没有,她说看了而且看了三遍。于是我和她开始谈书中一些理念。她告诉我一个事情,她在校园里一直很怕见到猫,见到了就特别难受。有一次,在学校的路上她见到一只猫,她的胃立刻翻腾起来,脸色苍白,呼吸困难,无法站立。于是她蹲了下来,过了许久,才挣扎着回到宿舍。长期以来,她一直不明白为什么,看完书以后,她明白了。原来,小时候有一次,她在路上看到一只小猫。

她觉得她很可怜，便将她抱回家去。回到家，父母亲正在争吵，父亲说从哪弄来的野猫，随后一脚便把猫揣出了门。她赶紧冲出门去，把猫抱回来。第二天，猫死了，她好悲伤。自此以后，她见到猫就特别难受。

听完她的讲述，我说："你就是那只猫。"她点了点头。

第三周，她如约而至。她的精神状态有所改善。我们开始讨论她现在的生活，她忽然告诉我，其实她经常虐待自己。她常一个人在房间里用针扎自己，扎得很痛很痛。扎痛了，自己反倒觉得开心。有时她会饿自己，好几天不吃饭只喝水，最后实在撑不住，才在同学的规劝中去吃一些东西。她不知道自己为什么？我思考了一会，说："因为你恨自己。当年幼小的你，曾梦想帮助父母亲和好，你为此努力。但那实非你的能力所能及也，于是你恨自己；当年幼小的你，频受父母的指责，因为正是你，他们才不能离异。你不但多余，而且罪恶，你恨自己。你其实也恨父母亲，但你不敢。实际上不光是你，世界上任何一个孩子都不敢恨自己的父母，不敢接受自己的父母不爱自己，他们总是反反复复地告诉自己：父母亲如何如何爱自己，因为孩子离开了父母是无法生存的。于是，你因为'不敢与不愿'所以'不知'，不知自己有深刻的'恨'。但它真真切切地存在，存在便求表现的机会，于是它表现了：你用针扎自己……"

第四周，她说自己的状况好了很多，但觉得自己和男朋友的关系问题很大。男朋友是中学时自己主动追的，但现在大家却没有什么话说，见面总是感觉很堵，但不见又有些想。我问了一句:"他是不是和你父亲很像?"她愕然,沉默了一会,说:"是的。"我说:"你在重复你父母亲的生活。"她陷入了沉思,很长时间以后,她点了点头。她男朋友和她父亲一样沉默忠诚,他现在在另外一座城市读书,见面机会很少,见了说话也很少。她因寂寞与缺乏温暖而谈朋友,但现在的朋友让她寂寞而缺乏温暖。命运真会戏弄人,它总是不知不觉让人走进一个圈套,走进一个循环。圈套总是两个人扎的,我想他可能也有一些问题。我建议他们找个机会,把问题摊开,好好谈一谈,试试运用我们晤谈时的思维、理念来分析、处理存在的问题。古希腊人认为直面问题,恶魔可以变天使。我想他们如果能勇敢地面对问题并切实地采取行动,他们的关系兴许因此而增进。她坚定地点了点头。

第五周,她又如约而至。一周来,她的情绪稳定了很多,读书已能集中精力,但生活还是没有精神。另外,经历几次谈话后接母亲的电话,感觉自己对母亲好像很冷漠,为此自己很内疚。我想这是一件自然的事,因为觉悟这样的事之后通常是痛恨,痛恨后自然是冷漠。于是,我们谈及对父母的态度,谈及对父母亲的感谢,谈及原谅一个人就是给予自己自由,谈及过去业已发生,而人当面向未来。

第六周了。她似乎冷静了一些,神情也放松了许多,但她说自己仍然非常没自信,很希望自己能自信一些。听到她的汇报、她的希望,我轻舒了一口气:治疗有了很大的进展。我坦率地谈了自己对自信的理解:我认为自信是安全感的一个表现,也是生活训练的产物。在她的成长条件下,没有自信是非常自然的事,因为长期以来,她一直缺乏安慰与鼓励,自己也在不断地斥责自己、贬损自己。这样,有自信可能才是一件奇怪的事。不过,我想现在她虽然生活情况似乎没有改变,但她毕竟认识到了自己的问题。这实在是一个很大的飞跃。我告诉她要多多鼓励自己,不要再斥责自己、贬损自己。我也告诉她不要像阿 Q 那样不顾事实地对自己说自己如何如何的好、如何如何的优秀。因为那只是自欺欺人,对心理不会有多少帮助。但即使一个再差的人也会做成一些很好的事,而如果一个人做成了很多很好很好的事,她自然就是一个很好的人、优秀的人。所以,努力争取进步,肯定自己取得的每一次小小的进步,原谅自己身上的一些不足,悦纳自己,是自信的开始。自信,从某种意义上说,是不断成功的战利品。它不可能一朝铸就,就像罗马不能一日建成。但我们只要执著地追求,它一定可以到来。

第八周,她准时来到中心,神采飞扬,几乎是蹦着走进我的办公室。她兴奋地告诉我她情绪好了很多。两周来她一直在不断地抚慰自己,鼓励自己。这次英语她考了 90 分,她非常非常的开心。她的心充满了温暖,她感觉一个多月的治疗让她的心灵受到了一次涤荡。我由衷地为她高兴,为她祝福。

咨询过后两个月的一天,天很阴,我接到她的电话,从医院打来的。她病了,是肺结核,住进了医院,父母最近离婚了。我问她怎么样。她说自己很沉静,很坚强,因为心结开了,因为有所准备。我嘱咐她照顾好自己,也祝福她未来的日子生活幸福美好。

年末,她寄来自己手工制作的贺卡,感谢我的帮助。

从此,再没有她的消息。祝她快乐。

（原文发表于2002《大众心理学》）

个案分析:

这是一个经过多次咨询后成功的抑郁症个案。咨询师在处理的时候,呈现以下特点:

（1）咨询师充分展现了心理咨询的原则,赢得了当事人的高度信任;

（2）咨询中,咨询师有很多现场发挥,很多猜测。当猜测错误的时候,咨询师悄无声息的离开,没有去执著什么;

（3）每次咨询谈话均遵循了四季程序:没有计划,没有预案。双方合力摸索,携手前进;

（4）咨询师使用六维结构中的技术有:

• 时间维度中的过去方向,认真探讨了童年家庭对其的消极影响;

• 行动维度的行为方向,建议女生积极与男友改善沟通和努力学习;

• 目标参照中的生活观念,推介"自信来自胜利"等观念;

• 同情维度的自我同情,建议女生积极开展自我肯定。

（5）咨询自然流畅,像涧水一样。

以上因素的综合作用促进了该生抑郁症的康复。

参考文献

• 著作

1. 冯友兰. 中国哲学简史, 赵复三译. 天津社会科学出版社, 2005.

2. 梁漱溟. 人生与人心. 上海人民出版社, 2005.

3. 谢华. 黄帝内经白话释译. 北京中医古籍出版社, 2000.

4. [美]马斯洛等. 人的潜能和价值. 林方(主编). 华夏出版社, 1987.

5. [美]罗杰斯. 个人形成论: 我的心理治疗观, 杨广学, 等, 译. 中国人民大学出版社, 2004.

6. [美]威廉·B·欧文. 象哲学家一样生活. 胡晓阳、芮欣, 译. 上海社会科学院出版社, 2018.

7. 杨成寅. 太极哲学. 学林出版社, 2003.

8. 杨伯峻. 孟子译注. 中华书局, 2005.

9. 杨伯峻. 论语译注. 中华书局, 1980.

10. 方向东. 鬼谷子. 江苏古籍出版社, 2002.

11. [英]罗伯逊. 贪婪: 本能、成长与历史. 胡静译. 上海人民出版社, 2004.

12. [德]舍勒. 价值的颠覆. 刘小枫、罗悌伦等译. 生活·读书·新知三联书店,1997.

13. [法]约翰·加尔文.基督徒的生活.孙毅选编.钱曜诚译.生活·读书·新知三联书店,2012.

14. 黄寿祺,张善文.周易译注.上海古籍出版社,2007.

15. 曾文星.华人的心理与治疗.北京大学医学出版社,1997.

16. [汉]董仲舒.春秋繁露.中州古籍出版社,2010.

17. 陈鼓应.老子今注今译.商务印书馆,2003.

18. 田昌武.孙子兵法全译.齐鲁出版社,1998.

19. 陈一平.淮南子校注译.广东人民出版社,1994.

20. 徐光社.因动成势.百花洲文艺出版社,2003.

21. [美]索罗斯.这个时代的无知与傲慢.欧阳卉译.中信出版社,2012.

22. 冯友兰.贞观六书.华东师范大学出版社,1996.

23. [美]曾文星.华人的心理与治疗.北京医科大学中国协和医科大学联合出版社,1997.

24. [美]彼得·德鲁克.卓有成效的工作管理.齐思贤译.东方出版社,2009.

25. [瑞]丹尼什.精神心理学.陈一筠译.社会科学出文献出版社,1998.

26. [美]萝瑞·艾胥娜、[美]米奇·梅尔森.欲惑.吴奕俊,陈丽丽,译.机械工业出版社,2013.

27. [美]克里希那南达、[丹]阿曼娜.真爱的旅程.莎微塔译.漓江出版社,2011.

28. 南怀瑾.易经杂说.复旦大学出版社,2011.

29. [美]奥汉隆、戴维斯.心理治疗的新趋势:解决导向疗法.李淑珺译.华东师范大学出版社,2009.

30. [澳]麦克·怀特.叙事治疗的工作地图.黄梦娇译.张老师文化事业股份公司(台北),2008.

31.［德］恩斯特·卡西尔. 人论. 甘阳译. 上海译文出版社, 1985.

32.［奥］弗兰克·维克多. 活出意义来. 赵可式、沈锦惠译. 生活·读书·新知三联书店, 1998.

33.［美］Dennis Saleebey. 优势视角——社会工作实践的新模式. 李亚文、杜立婕, 译. 华东理工大学出版社, 2004.

34.［美］伊根. 有效的咨询师. 王文秀译. 张老师文化事业股份公司, 1998.

35.［澳］伯恩斯. 积极心理治疗案例——幸福治愈与提升. 高隽译. 中国轻工业出版社, 2012.

36.［美］欧文·亚隆. 直视骄阳:征服死亡恐惧. 张亚译. 中国轻工业出版社, 2005.

37.［西］费尔南多·萨瓦特尔. 哲学的邀请. 林经纬译. 北京大学出版社, 2007.

38.［美］玛莎·戴维斯等. 放松与减压手册. 宋苏晨译. 译林出版社, 2009.

39. 陈鼓应. 管子四篇诠释. 商务印书馆, 2006.

40.［美］罗·马里诺夫. 哲学是一剂良药. 黄亮译. 新华出版社, 2010.

41.［日］春口德雄. 角色书信疗法——一种针对问题少年的心理咨询方法. 孙颖译. 中国轻工业出版社, 2011.

42.［英］戴夫·默恩斯和布莱恩·索恩. 以人为中心心理咨询实践. 刘毅译. 重庆大学出版社, 2010.

43.［英］大卫·韦斯特布鲁克, 等. 认知行为疗法——技术与应用. 方双虎, 等, 译. 中国人民大学出版社, 2015.

44. 钟友彬. 中国心理分析——认识领悟心理疗法. 辽宁人民出版社, 1988.

45.［美］加德纳. 多元智能. 沈致隆译. 新华出版社, 1999.

46.［印］阿马蒂亚·森. 身份与暴力:命运的幻象. 李风华译. 中国

人民大学出版社,2009.

47. [美]史蒂文·赖斯. 我是谁:成就人生的 16 种基本欲望. 于洁译. 机械工业出版社,2004.

48. [日]高良武久. 森田心理疗法实践:顺应自然的人生学. 康成俊、尚斌,译. 人民卫生出版社,1989.

49. [日]森田正马. 神经质的实质与治疗——精神生活的康复,臧秀智译. 人民卫生出版社,1992.

50. [美]大卫·雷诺兹. 建构生活. 汤宜朗译. 中国社会科学出版社,2007.

51. [日]长古川洋三. 行动转变性格——森田式精神健康法. 李治中,等,译. 人民卫生出版社,1992.

52. 郑石岩. 禅:生命的微笑. 广西师范大学出版社,2004.

53. 郑石岩. 清凉心·菩提行. 广西师范大学出版社,2004.

54. 费勇. 不抑郁的活法:六祖坛经修心课. 华东师范大学出版社,2013.

55. 费勇. 金刚经修心课:不焦虑的活法. 华东师范大学出版社,2013.

56. [美]威尔菲尔德. 身体的智慧. 孙丽霞,等,译. 辽宁教育出版社,2001.

57. [美]马克·威廉姆斯、约翰·蒂斯代尔. 改善情绪的正念疗法. 谭洁清译. 中国人民大学出版社,2009.

58. [美]Ronald D. Siegel. 正念之道(每天解脱一点点). 李迎潮、李孟潮,译. 中国轻工业出版社,2011.

59. [法]大卫·塞尔旺施莱伯. 痊愈的本能(摆脱压力、焦虑和抑郁的 7 种自然疗法). 黄钰书译. 中国轻工业出版社,2010.

60. 季浏. 体育心理学. 高等教育出版社,2006.

61. 季浏、张力为、姚家新. 体育运动心理学导论. 北京体育大学出版社,2007.

62. 季浏、汪晓赞、蔡理. 体育锻炼与心理健康. 华东师范大学出版社,2006.

63. ［英］亚当·斯密. 道德情操论. 胡企林,等,译. 商务印书馆,2000.

64. ［美］聂夫. 自我同情:接受不完美的自己. 刘聪慧译. 机械工业出版社,2012.

65. ［澳］路斯·哈里斯. 幸福是陷阱. 吴洪珺,等,译. 华东师范大学出版社,2008.

66. ［美］麦凯、伍德、布兰特利. 辩证行为疗法. 王鹏飞、李桃、钟菲菲,译. 重庆大学出版社,2009.

67. 玛丽莲·阿特金森、蕾·切尔斯. 被赋能的高效对话. 杨兰译. 华夏出版社,2015.

68. ［美］弗洛姆. 爱的艺术. 李建鸣译. 上海译文出版社,2008.

69. ［美］戴尔·卡内基. 如何停止忧虑,开创人生. 陈真译. 中国友谊出版公司,2001.

70. ［印］克里希那穆提. 关系的真谛:做人、交友、处世. 邵金荣译. 九州出版社,2010.

71. ［美］欧文·亚隆. 日益亲近. 童慧琦译. 中国轻工业出版社,2008.

72. ［美］斯科特·普劳斯. 决策与判断. 施俊琦、王星,译. 人民邮电出版社,2004.

73. ［美］比斯瓦·斯迪纳. 勇气. 萧潇,译. 中信出版社,2013.

74. ［俄］根纳季·齐平. 演奏者与技术. 董茉莉、焦东建,译. 中央音乐学院出版,2005.

75. ［美］伯恩斯·伯恩斯. 情绪疗法. 覃薇薇译. 万卷出版公司,2010.

76. ［美］罗伯特·伍伯丁. 现实疗法. 郑世彦译. 重庆大学出版社,2016.

77. 刘长林. 中国象科学观. 社会科学文献出版社,2008.

78. 金景芳、吕绍刚. 周易全解. 上海古籍出版社,2005.

79. 张松涛. 庄子译注与解析. 中华书局,2011.

80. 南怀瑾. 徐芹庭. 周易今注今译. 重庆出版社,2011.

81. [美]艾维. 心理咨询的技巧和策略:意向性会谈和咨询. 时志宏、高秀苹,译. 上海社会科学院出版社,2015.

82. 钱铭怡. 心理咨询与心理治疗. 北京大学出版社,1994.

83. [英]科林·费尔森、温迪·屈莱顿. 短期心理咨询——一种基于实践整合的方法. 傅纳,等,译. 中国人民大学出版社,2011.

84. [美]加菲尔德. 短程心理治疗实践. 章晓云译. 中国轻工业出版社,2005.

85. [美]克拉拉·克拉希尔. 助人技术:探索、领悟、行动三阶段模式(第3版). 胡博,等,译. 中国人民大学出版社,2015.

86. [美]休·卡利、蒂姆·邦德. 整合性心理咨询实务(第二版). 方双虎等译. 中国人民大学出版社,2015.

87. [美]Harold Hackney 和 Sherry Cormier. 专业心理咨询师——助人过程指南(第五版). 武敏,等,译. 高等教育出版社,2015.

88. [美]Biaca Cody Murphy 和 Carolyn Dillon. 互动中的咨询会谈:关系、过程与转变(第二版). 高申春,等,译. 中国人民大学出版社,2015.

89. [美]Lawrence M. Brammer 和 Ginger MacDonald. 助人关系:过程与技能. 张敏,等,译. 中国人民大学出版社,2015.

90. [美]John Sommers-Flanagan 和 Rita Sommers-Flanagan. 心理咨询面谈技术. 陈祉妍,等,译. 中国轻工业出版社,2014.

91. [美]Elizabeth Reynolds Welfel 和 Lewis E. Patterson. 心理咨询的过程——多元理论取向的整合探索(第六版). 高申春,等,译. 中国人民大学出版社,2009.

92. [英]查尔斯·汉迪. 我们身在何处. 周旭华译. 东方出版中

心,2017.

93. [美]纳西姆·尼古拉斯·塔勒布. 反脆弱. 雨珂译. 中信出版社,2014.

94. [丹]Jaakko Seikkula 和 Tom Erik Arnkil. 开放对话. 期待对话. 吴菲菲,等,译. 心灵工坊(台北),2016.

95. [美]汉菲特,等. 爱是一种选择. 新路编译小组. 团结出版社,2000.

96. [美]杰弗里·E·杨、珍妮特·S·克洛斯特、马乔里·E·韦夏. 图示治疗:实践指南. 崔丽霞译. 世界图书出版公司,2010.

97. 彭明辉. 生命是长期而持续的累积. 光明日报出版社,2012.

98. [英]克莱尔·威克斯. 精神焦虑症的自救. 王泽彦、刘剑,译. 新疆青少年出版社,2012.

• 论文

1. 杨文圣、王重鸣. 洄水疗法要义——心理咨询的中国阐释. 医学与哲学,2006(11).

2. 杨文圣、朱育红. 基于中国传统文化的心理咨询概念研究. 华东理工大学学报(社科版),2009(1).

3. 王正山. 中医阴阳的本质及相关问题研究. 北京中医药大学博士论文,2014.

4. 杨文圣、邹雷. 基于中国传统文化的心理咨询原则构建. 苏州大学学报(哲社版),2010(4).

5. 杨文圣. 基于天人合一思想的心理咨询程序研究. 吉林师范大学学报(哲社版),2011(1)

6. 杨文圣、朱育红. 洄水心理咨询理论的意志维度研究. 华东理工大学学报(社科版),2011(4).

7. 杨文圣. 洄水疗法的时间维度研究//虞丽娟、黄晞建、王建中、马喜亭(主编),本土文化下的两岸四地高校心理辅导与咨询特色. 东华大学出版社,2012.

8. 杨文圣. 洄水疗法的时间维度研究新论//黄晞建、朱健(主编),高校心理健康教育理论与实践. 上海交通大学出版社,2015.

9. 杨文圣. 洄水疗法的行动维度研究//黄晞建、张海燕(主编),哲学社会科学论坛. 东华大学出版社,2014.

10. 杨文圣. 洄水疗法的参照维度研究//黄晞建、张海燕(主编),哲学社会科学论坛. 东华大学出版社,2012.

11. 杨文圣. 洄水疗法的同情维度新论研究//黄晞建、张海燕(主编),高校心理健康教育理论与实践. 上海交通大学出版社,2015.

12. 杨文圣. 洄水疗法的利益维度研究//黄晞建、张海燕(主编),哲学社会科学论坛. 东华大学出版社,2012.

13. 杨文圣. 写心冥想——洄水疗法新进展//黄晞建、张海燕(主编),哲学社会科学论坛. 东华大学出版社,2017.

14. 杨文圣. 两仪心理疗法简论//徐凯文(主编),心理咨询理论与实践. 汕头大学出版社,2018.

15. 杨文圣. 心理咨询的中国本土探索//徐飞(主编),学者笔谈(第8辑). 上海交通大学出版社,2013.

16. 杨文圣. 一例计算机游戏成瘾的心理治疗. 大众心理学,2001(2).

17. 杨文圣. 家庭的烙印. 大众心理学,2002(7).

18. 黎琳. 大学生的社会比较与情绪健康. 华东师范大学博士论文,2006.

19. 熊锦平、周爱青. 论按摩疗效与心理障碍的排除. 江西教育学院学报(自然科学版),2001(3).

20. 毛书凯、王晓红. 运动按摩对于改善心境状态的研究初探. 体育世界,2008(9).

21. 谢元华. 按摩推拿学及其基础理论概况. 北京中医药大学硕士论文,2005.

22. 王先滨.中国古代推拿按摩史研究.黑龙江中医药大学博士论文,2009.

23. 王芹.大学生成功恐惧及其预测因素研究.天津师范大学硕士论文,2005.

25. 冯小玉.职场员工的成功恐惧及其与职业幸福感的相关.南京师范大学硕士论文,2013.

图书在版编目(CIP)数据

两仪心理疗法:心理咨询的中国阐释/杨文圣著.
一上海:上海三联书店,2017.
ISBN 978-7-5426-6072-5

Ⅰ.①两… Ⅱ.①杨… Ⅲ.①精神疗法—研究 Ⅳ.①R749.055

中国版本图书馆 CIP 数据核字(2017)第 203616 号

两仪心理疗法——心理咨询的中国阐释

著　　者　杨文圣

责任编辑　钱震华
装帧设计　汪要军

出版发行　上海三联书店

　　　　　　(200030)中国上海市漕溪北路 331 号
印　　刷　上海新文印刷厂

版　　次　2017 年 9 月第 1 版
印　　次　2019 年 5 月第 3 次印刷
开　　本　640×960　1/16
字　　数　210 千字
印　　张　21
书　　号　ISBN 978-7-5426-6072-5/B·539
定　　价　58.00 元